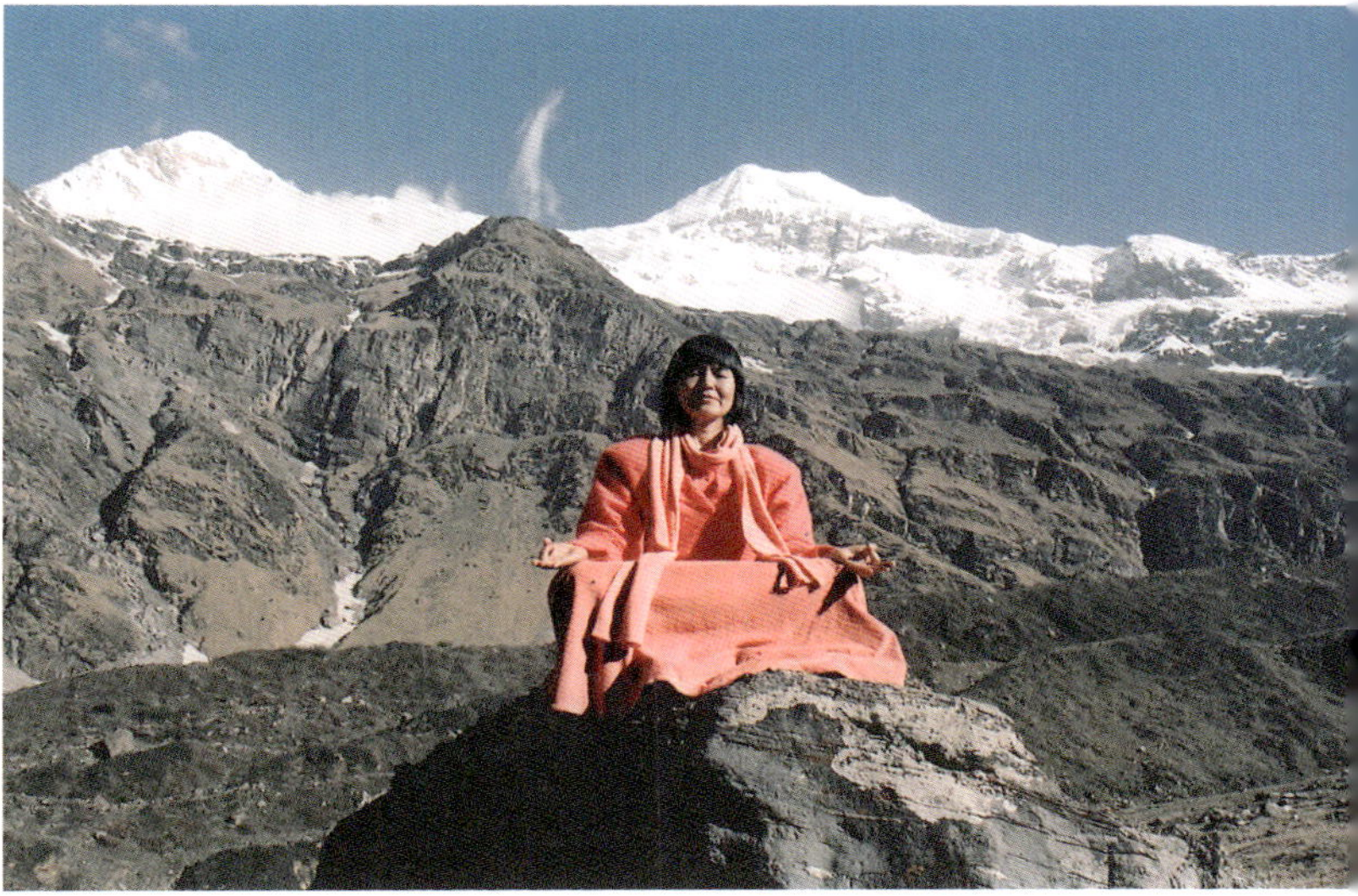

ヒマラヤにて瞑想中

ヒマラヤ大聖者のマインドフルネス

ヨグマタ　相川圭子

もくじ

第二章 心のとらわれを外し、悩みを手放す

第三章 すべては学びである

第四章 「ヒマラヤ瞑想」で健康体質になる

第五章 瞑想的に生きる

はじめに

美しい便利なものが、この社会に満ち、氾濫しています。皆が幸せになりたいと望み、苦痛から解放されたいと、便利なものを作ってきました。そして、欲しいものを手に入れたときは心の喜びを感じます。

人間は幸せになるために、自分の外側の世界、見える世界を探求してきました。自然から学び、ヒントを得て、火や水を使ってエネルギーを生み出し、自動車や飛行機などを発明してきました。

しかし、何か大切なことを見落としているのです。それは人の内側深くのことに気づいていないということです。医学や心理学などによって肉体や心の研究は進んできましたが、もっと深い根源のことをよく知らないのです。

私たちはどこから来たのか。
魂とは何か。
心とは何か。
私たちを生かしめている存在はなんなのか。
なんのために生まれてきたのか。
どうしたら苦しみがとれるのか。

それらの大切なことについてよく理解していません。
人には感覚があります。目は外側についています。耳も外を向いています。誰もがその感覚を使い、外の情報を集めています。太古、人類が誕生した瞬間から、生き抜くため、種を守るため、私たちは外側の世界にずうっと注意して生きてきました。外に注意を払うことは生きるうえで優先順位の一番です。そして、そのために心の働きが発達してきました。やがて自分の真の姿を忘れていったのです。あなたの内側に何があるのかということを。

たとえば、ここに氷がひとつあるとします。人はその氷という物質を見ることができます。溶けて水になれば水として認識できます。しかし、水蒸気になり、さらにその先になると、もう目で見ることはできません。ですから、そこに水蒸気があることに気づく人は、ほとんどいないのです。しかし、見えないものの中にも水の粒子はあるのです。見えない土台があって見えるものが現れるのです。

けれども、人間は感覚でとらえることのできるもの、見えるものや聞こえるものに固執してきました。その結果、美しいものに執着することにより、ものやお金が重要になり、名声を欲しがるようにもなりました。

けれども、この本を手にしたあなたは、気づき始めていることでしょう。生活するためにのみ、食べるためにのみ、生きるのではない。外側の世界、見える世界を探求し、物質にとらわれ、他人と競い合う人生は、何を手に入れても、決して満足できないものだということに。
今の人生をさらに豊かにするためには、どうしたらいいのでしょうか。奥深くからの安らぎを手に入れ、真の幸せに満たされて生きるためには、何が必要なのでしょうか。
その答えは、外側の世界ではなく、あなたの内側にあります。見えないものが大切であることにあなたは気づき始めたのです。

「瞑想とヨガを行うと、肉体、感情、精神が調和されます。それがヒマラヤの叡智です。これによって、すべての人が自分のエネルギーの源、みんなの中にある創造の源を目覚めさせ、愛と平和と調和を手にすることができます」

これは、２０１６年6月20日、国連で行われた「Yoga for the Achievement of Sustainable Development Goals」で、私が特別ゲストとして各国

の代表者たちにスピーチをしたときの言葉です。
あなたの心の奥深くにある源、本当の自分、魂を目覚めさせましょう。
愛と平和と調和を手に入れましょう。
今こそ、あなたの内側を見つめるときです。
この本を通して、あなたは究極の真理と本当の自分に出会うでしょう。
あなたの運命を、光り輝く道へと、ガイドします。

第一章

本当の自分を覚醒させる

本当のあなたは愛にあふれたやさしい人

あなたは誰ですか？　こう聞かれたら、なんと答えるでしょう。自分の名前を答えるかもしれません。しかしそれは、人間を区別するための手段なのです。あなた自身ではありません。

本当のあなたは美しく輝いている存在です。

本当のあなたは心の奥深くにあり、愛に満ち、知恵に満ち、生命エネルギーに満ちています。

本当の自分を知った人は、集中力が高く、とてもクリエイティブです。今、この瞬間に100%意識を注ぐことができ、頭はすっきり冴えています。

本当の自分を知ったあなたは、愛にあふれたやさしい人です。誰かを妬《ねた》んだりすることなく、人々に惜しみない愛をシェアします。

しかし、今のあなたは、まだ本当の自分につながっていないし、出会えてもいません。無限の可能性を秘めた本当の自分は魂です。あなたの奥深くにあるのです。それは心の曇りに覆われていて見えなくなっています。そこにつながってはいるのですが、それを忘れ覚醒できていないのです。

次のように考えると理解しやすいと思います。すべての生命は海から誕生しました。大きな海は、宇宙の魂といえます。海からくみ上げたコップの海水は個人の魂です。たくさんの個人の魂があります。そのコップの海水は、海の水と同じ質であり、生命あるものを生かしめる存在なのです。

あなたの今の生き方を考えてみましょう。たとえば、充電されたコンピュータがあります。それを使っていれば、やがてバッテリーが切れて、エネルギーがなくなってしまいます。ですから、電源につないで、充電しないと、コンピュータはただの置き物になって使えなくなってしまうのです。

それと同じように、あなたの心も体も、生命の源である魂、さらに宇宙の魂につながらないと枯渇してしまうのです。

人は体と心を使い、忙しくしています。ですからあなたは心の曇りで覆われている自分の本質を忘れているのです。

大いなる海の存在、すべてを創り出す源の存在を思い出し、そことのつながりを強めるのです。恩恵をせきとめている重しを外し、根源からのエネルギーをいただきましょう。そうすれば、あなたはキラキラと輝き、生命力にあふれ、穏やかにとめどなく進むことができるのです。

心の曇りで覆われて
本当の自分を忘れている。

「心＝あなた」ではない

あなたは、本当の自分を忘れてしまいました。どうしてでしょうか。

今のあなたは、本当の自分や「魂」という大切なものを、あなたの濁った心で隠してしまっているのです。

その魂とは個人の魂です。それも本当の自分です。それは心の深いところ、心を超えたところにあります。魂が輝くダイヤモンドであるとしますと、心はダイヤモンドを覆っている分厚い氷にたとえられます。

魂（ダイヤモンド）は、覆っている氷が不純物で濁っていると、その波動が心の濁りによって遮られ、宇宙の源と共鳴することができないのです。

あなたはまさか氷の中にダイヤモンドがあるとは思ってもいないでしょう。氷自体を大切に思い、より分厚くしようと必死になっています。本当は、その奥にあるダイヤモンドこそが美しく、純粋で、壊れようのない強固なものであるにもかかわらず、それにまったく気づいていないのです。

人は、心は自分であると思い、心が欲するまま、形があるきれいなものに夢中になります。それを探し求めて生き、それが大切になり、真理を見失ってしまいました。

もっとお金が欲しい。あの人にだけは負けたくない。いい人だと思われたい。もっと感謝してほしい。

欲望にとらわれる度、氷は濁りを増していきます。「きれいに見せよう」と思って、鮮やかなピンク色を加えても、色はくすみ、何かを足せば足すほど、本来の透明さ、純粋性は失われていくのです。

つまり、嫉妬や執着など一般的に悪いイメージがある欲望のみならず、自分自身を満足させたい気持ちも、濁りの元となってしまいます。

濁った心によって描かれる人生は「足りない」「ねばならない」など、多くのしがらみを生む生き方です。

これからは心を浄化して濁った氷を溶かし、不純物を解き放つ生き方をプラスしていくことが大切なのです。

「もっと欲しい」
欲望にとらわれると
人生は不自由になる。

心の扱い方を学ぶ

心の濁りをとるには何をしたらよいのでしょうか。

心を浄化するためには、欲望やエゴにとらわれないことです。「人間が欲望を抱かないなんて不可能だ」と、あなたは思うことでしょう。

確かに、心に欲望が浮かぶことを防ぐのは困難です。しかし、浮かんだ欲望にとらわれず、気にとめずに流すことで、欲望をコントロールすることはできます。欲望、つまり心の舵をあなた自身がしっかりとって、心の言いなりになることを防ぐのです。

そもそも、人間はなぜ心を持っているのでしょうか？　心の役割とはなんでしょう。あなたにとって心とは、どのような存在ですか？

「自分自身」

「さまざまな感情を抱くことで、エネルギーを与えてくれる大切なもの」

「善人、悪人を推し量る目安」

「人間が、一番大切にするべきもの」

きっと、たくさんの答えがあるでしょう。どれも間違いではありません。しかし正解でもありません。

心の本能的な働きのひとつに「不足を補う」があります。心には知識や体験を記憶して考え、アイディアを作ったり、判断をしたりする働きがあります。そうした心の働きにより、便利なものを次から次へと発明してきました。

井戸を作れば「家の中で水を使えないのは不便だ」と水道を作り、機関車を作れば「空も飛べるようになりたい」と飛行機を作りました。不足のものをどんどん満たすように、神の力を模倣しながら次々と創造し、文明を発達させてきました。心は、クリエイティブな力に富んだ素晴らしいものです。

しかしそのいっぽうで、「あの人が持っているものを私は持っていない」と、心は人との違いにも目を光らせています。ものや能力、環境など、さまざまな不足を見つけ出し、それを補うことに躍起になります。そして、競争をしたり、妬んだり、怒ったりします。心の本来の役割である「不足を補う」能力が、ときに嫉妬や執着などの欲望へと姿を変え、苦しみを生み出してしまうのです。

心には、良い面も悪い面もあります。だからこそ、心が本来の役割を果たすようにコントロールし、さらに進化していきます。不足を見つけ出したとしても、欲望にとらわれず、すーっと流してしまいます。心の扱い方を学ぶことで、それが可能になるのです。

欲望にとらわれず、
気にとめず流す。

あなたは心の奴隷に
なっている

「心をコントロールする」というのは、何を意味しているのでしょうか。それは、自由気ままに働く心を鎮めて本当の自分でいるということです。

馬車の御者《ぎょしゃ》は手綱を操っていますが、そのようにあなたは、少しも休まずあちらこちらに向かおうとする、自分の心の御者になるのです。

今の状態は、馬である心が自分だと思っています。本来、御者である自分（魂）のことを忘れているのです。だから、心をコントロールできないのです。

自分の心をコントロールできているかどうか、テストしてみましょう。

今から1分間、目をつぶって、何も考えないようにしてください。

いかがですか?

「何も考えない」と決めたはずなのに、「あの人に連絡をしないと」「今日は雨が降るのかな」「そういえば卵がないな」など、とめどなく思いが湧き上がってきたのではないですか?

あなたは「何も考えない」と心に指示を出しました。けれども、心はあなたの言うことを聞きません。心は勝手に思い描いたことのために、体を動かし、その欲望を満たそうとします。「おいしいものを食べたい」と心が望めば、レストランへ足を運んでしまうのです。その思いは強いのです。

つまり、あなたは心をコントロールできていません。心の言いなりになっています。あなたは、あなたの心の奴隷になっているのです。そしてさらに感覚の奴隷になっているのです。

あなたの心は、大海原をさまようかのごとく、大きく揺れています。次から次に押し寄せる波に揺られ、留まることを知りません。休止することができず、行ったり来たりを繰り返すうちに、エネルギーをどんどん消耗していきます。

心に翻弄され、心をコントロールできない人生は、なんと恐ろしいのでしょう。

本当は体を休めるべきときでさえ「友達と遊びたい」「洋服を買いに行きたい」「もっと仕事をしたい」など、無理をして体を使っていないでしょうか。心の言いなりになって、心を疲弊させ、肉体を粗末に扱っていると、少しずつひずみが生じてきます。そして、生きるうえでの調和を保てなくなり、不調や不幸が入り込んでしまうのです。

心をコントロール
できない人生には
ひずみが生じてくる。

「今、ここにいる」と最高の状態が手に入る

心は常に無意識に過去の何かにとらわれて考えたり、決めかねて迷ったり、未来を想像して心配したりしています。しかし、多くの人は自分が何を考え、何に対して否定的になっているのかさえ気づきません。

心はこのように常に揺れています。心の揺れをおさえない限り、まるで船酔いのような状態に陥ってしまいます。物事を見る目が偏ったり、タイミングを誤ったり、疲れやすくなったりもします。体調も崩しやすくなるでしょう。

心の揺れをおさえるためには「今、ここにいる」という状態を意識することが大切です。それは、過去に執着しないということ。未来にとらわれないということ。自然と真ん中に位置しているということ。揺れを鎮める〝錨《いかり》〟を手に入れるのです。「今、ここにいる」。そこには、「在る」という幸せがあります。何かを失うことに対する不安はありません。お母さんの子宮に抱かれているような、内側から満ちるやさしさと静寂に包まれます。どこに行かなくても、今ここに存在して、大いなる存在とともに在る。その厳然たる安らぎが、あなたを癒します。

「今、ここにいる」

それによって、あなたは冷静さとアグレッシブさを兼ね備えた、最高の状態を手に入れます。

アクシデントが生じても、物事を冷静に俯瞰《ふかん》してとらえられるようになるでしょう。予想外の出来事によって生じる不安や焦りにとらわれず、軽やかに受け流すことができます。心が動き回らないので、それにつられて肉体が右往左往することもありません。緊張によって心拍数が上がることもありません。脳の状態も良好です。

だから、冷静に正しい判断を下せます。

　また、あらゆる物事に対してアグレッシブになり、感度が高まります。「今、ここにいる」状態は純粋な魂によって支えられています。純粋で清らかな魂は、無垢なものと共鳴するので、感動をもたらすような無垢な行為を今まで以上に感じ取るようになることでしょう。意欲が湧き上がるとともに、心が持つクリエイティブな力もさらに高まります。「今、ここにいる」ことができれば、揺れないで、目の前のやるべきことに無心で取り組めるのです。だから、無駄なエネルギーを消費せず、あなたは常にエネルギーに満ちあふれた状態を維持できます。

大切なのは過去でもなく、
未来でもない。
今、生きているこの瞬間。

心を空っぽにする

「心の浄化」や「今、ここにいる」の習得を助ける最も有効な方法は、瞑想です。瞑想をすることは、心を空っぽにすることです。ノーマインドにすることです。それはあなたが生まれてから、あるいはその前からの記憶や執着を「手放す」ということです。

あなたが抱え込んでいる、さまざまな「思い」を手放します。ライバルに勝ったときの優越感、大金が欲しいという欲望、幸せそうな人に対する嫉妬心、もっと感謝されたいというエゴ、いじめられたときの辛い思い出、親にウソをついてしまった懺悔の気持ち、大切な思いを伝えられなかった後悔……。

心に張りついているさまざまな思いを浄化していきます。浄化されるにしたがって、不要なものは落ちていきます。手放されていくのです。

そうして、ついには空っぽになることでしょう。

雑音が消え、静寂が広がります。そこに存在するのは、魂です。

自分の内側の世界と向き合い、深い瞑想でノーマインドを体験します。とらわれから自由になったあなたは、どんどん軽やかになっていくでしょう。染められていない純粋な目で、世の中を見ることができます。新鮮で美しく、豊かな世界が広がっていることに、はっきりと気がつきます。「あるがまま」を見ることができるでしょう。

きちんと瞑想ができるようになると、心身のバランスも自然に整ってきます。心の中も体も整ってきます。不要なものが整理整頓され、力の抜けたところにエネルギーが満ちてきます。

体と心が深い海のようになめらかになり、波立っているものは穏やかになり、調和がとれていきます。瞑想には、そんな偉大な修復作用があるのです。

ところが瞑想は、実は危険を伴う行為でもあります。過去の経験や記憶によっては、たくさんのネガティブな思いが浮かび上がってきます。瞑想をするということは、潜在意識というパンドラの箱を開けるようなものだからです。

そのため、師を持たず独学で瞑想を行うと、悪いエネルギーとつながってしまうことがあります。「そういえば、いじめられていたな。もし、あいつに再会したら絶対に許さない」「意外と自分は嫌な人間なのだな」と、負の感情にとらわれて、心が一層よどんでしまいかねません。

しかし、師を持つことで、知恵とパワーで浄《きよ》められ、守られて、あなたのレベルやキャラクターに合った瞑想を伝授されて安全に行うことができます。ただし、悟りを得た正しい師を選ぶことが大切です。

さまざまな「思い」を手放し、
「あるがまま」を見る。

ヒマラヤ瞑想で本当のあなたが目覚める

私は「ヒマラヤ秘教」に魅せられ、ヒマラヤ、インド、ネパール、チベットの秘境の地や、神秘的な洞窟、ヒマラヤの山々、僧院の中、寺院などで修行を積みました。

ヒマラヤ秘教とは、5000年以上前から伝わるヨガの真髄で、不死を目指す科学であり実践です。真理を追求する哲学です。ヒマラヤ秘教の教えは、仏教をはじめとする数々の宗教のルーツとなっていますが、ヒマラヤ秘教そのものは真理であり、宗教を超えるものです。

宗教のように特定の神をあがめるのではなく、宇宙を創造する源の存在を信じ、そこにつながる自分を信じ、この肉体を変容させて高い意識となり、真理を悟るという教えです。すべての答えは、あなた自身の中にあるのです。

修行を積んだ私は、インドに2000万人いる修行者たちの最高峰である、シッダーマスター（究極のサマディに達し、悟りを得た人）となりました。現在ヒマラヤから降りてきているシッダーマスターは世界に2人しかいません。

私は「宇宙の母＝ヨグマタ」という名を授かりました。ヒマラヤの聖者たちの代表として、人々にその叡智である生きる真理を伝えるために、ヒマラヤの地から日本へ戻ってきたのです。

シッダーマスターは「ヒマラヤ瞑想」を指導することができます。ヒマラヤ瞑想を行うことで、自然に無理なくあなたの心は浄化され、本当のあなたが目覚めるでしょう。「今、ここにいる」境地、湧き出るようなエネルギー、深いリラックス、慈しみの心、あふれ出る幸福感、大いなる安らぎ、健やかな心身など、真に価値あるものを手に入れることができるのです。

私のところには、長い間「禅」の修行を積んだ人もいます。彼は、以前は医療の仕事に携わっていました。そうして医療を深めるにつれて「医療は根本療法ではない。病気になる度に薬や手術で元を退治する、もぐら叩きのようなものだ」と思うようになったそうです。

彼は、人知の及ばない領域の存在を強く意識するようになり、ヒマラヤの恩恵をいただくためにやってきたのです。禅の瞑想とヒマラヤ瞑想の違いを、彼は次のように言っています。

「禅の瞑想は、無心になって座り続けることで己と対峙します。静のイメージです。いっぽうヒマラヤ瞑想は、もっと攻めの、動の瞑想です。源の存在とつながり、エネルギーを積極的に取り入れることで、自分で自分を整えることができる、根本的な方法です」

私は人々が自分の尊さを知るために瞑想をしていただきたいと、ヒマラヤの叡智である「ヒマラヤ瞑想」を伝えています。現在これができるのはパイロットババジと私の2人しかいないのです。

パイロットババジは私の兄弟弟子であり、インドのナレンドラ・モディ首相に祝福を与えました。彼は現在もインドで活動をしています。

あなたがこうして私の本を読んでいるということも、ヒマラヤの恩恵のシェアであり、素晴らしい奇跡の出会いなのです。

すべての答えは、
あなた自身の中にある。

あなたが生を受けた理由

「大きな家に住みたい」「幸せな家庭を築きたい」「事業で成功したい」「世界中を旅したい」

あなたには、たくさんの願いがあることでしょう。

私は、瞑想を通して、心を浄化してより良い人格になることを教えていますが、こうした願いを抱くことを否定はしません。なぜならそれは、その人が持っているカルマの願いだからです。カルマとは、これまでの記憶や行為のこと。日本語では、業《ごう》と訳されることもあります。

思ったことは行動に結びつきます。たとえば「水を飲みたい」と思ったら水を飲みます。それがおいしければ「また水を飲みたい」と思って行動します。日常生活で感じたこと、考えたことなど、あらゆる思いの行為、体の行為や言葉の行為もすべてカルマとして蓄積されていきます。

そして実現できなかったカルマの願いは、潜在意識にずっと残っていきます。それらは、機が熟し、刺激を受けると、思いや行為として現れるのです。すべての人は、将来起きるカルマと眠ったカルマを持っています。カルマは、未来の設計図のようなもので、宿命や運命がほぼ決められてしまっているのです。

そしてあなたは、すでに計り知れない数の人生を経験しています。過去の人生で積んだカルマの願いをかなえるために、生まれ変わりを繰り返しています。あなたが今抱いている願いは今生のものに加えて、過去生からのオーダーでもあるのです。そしてそれをかなえることこそが、あなたが生きる「意味」なのです。

あなたの命には意味がある。
魂の訴えに耳を傾けて
精一杯生きていこう。

「思いの暴力」に気づく

カルマには「良いカルマ」と「悪いカルマ」があります。「良いカルマ」とは、良い思い、良い言葉、さらに良い行いのこと。「悪いカルマ」とは、その逆を指します。

過去生から積み上げた〝夢〟のようなカルマの場合は、その人の心持ちや、夢をかなえるまでのプロセスなどによって、良い悪いが分かれます。

たとえば「事業で成功したい」というカルマの場合、世の中のためを思って成し、人を助けるようなら、良いカルマとなります。自分のエゴを満たすためのみなら、悪いカルマになるかもしれません。

「幸せな家庭を築きたい」という場合は、その過程において悪いことをすれば悪いカルマに、良いことをすれば良いカルマになります。途中で多少悪いカルマを積んだとしても、改心して幸せな家庭を手に入れ、まわりに愛をシェアできるようになれば、結果的に良いカルマを積んだことになるでしょう。

カルマを解消するのは、とても大変なことです。夢をかなえることは難しく、たとえそれをかなえたとしても、実は同時に悪いカルマも積んでしまい、結局カルマを解消できないケースが多いのです。

また、自分ではいつも善行をして、良いカルマを積んでいるつもりでも、実は悪いカルマを積んでしまっていることがあります。それは「思いの暴力」です。

暴力には、「体の暴力」と「言葉の暴力」と「思いの暴力」というものがあります。負の感情を持つだけで暴力となるのです。あなたは自分を善人だと思っているかもしれません。人を傷つけないし、悪口を言わない、そして誠実に生きています。

しかし内側では、口にはしなくても、不平不満の心になっているかもしれません。「なんで自分がこんな雑用をしなくちゃいけないの」「せっかく挨拶したのに無視された」「文句を言っている暇があったらもっと働いてよ」など、日々たくさんの暴力的な負の思いを溜め込んでいるかもしれません。

心の内は相手には見えません。しかし、行為の前に思いがあり、思いは実現の力を持つのです。現実に悪いエネルギーを引き寄せてしまいます。悪い人間関係になったりします。

思いは自分にしかわかりません。それに気づいてください。暴力ではなく愛を持つのです。感謝を持つのです。またいくら表面を笑顔で装っても、心の内ではぶつくさ暴力をふるっているというアンバランスな状態は、あなたのエネルギーを曇らせます。その思いは雰囲気として伝わっているのです。

負の感情を抱くことは
自分自身を傷つける行為。

第二章

心のとらわれを外し、悩みを手放す

人はごみを溜めながら生きている

心は常に不足を見つけ、刺激を求め、享楽に溺れます。苦しみを忘れようとするかのように、それらのことに没頭します。やるべきことがあるにもかかわらず、お酒を飲んだり、ショッピングをしたり、ひたすら眠ったり。心の甘いささやきに負けて、目の前の喜びを優先します。そして、さらなる苦しみを抱えます。

あなたが一生懸命そのときの幸せのために集めたものは、やがてごみになります。どんなに高級な洋服も、どんなに立派な家も、外側から補ったものは、死んだときに持っていくことはできません。

にもかかわらず、多くの人は、お金や地位、名誉からパワーをいただいていると思い込んで依存し、それらをかき集めます。

「もっと欲しい」「まだ足りない」「これではダメだ。あれが欲しい」

宇宙の源とつながり、瞑想などの修行をするのではなく、他のもので代用しようとします。だから、いつまでたっても不安から逃れることができません。

誰もが無意識に心に多くのごみを抱えているのです。それは重たいリュックを背負いながら生活しているようなものです。エネルギーをたくさん消費しています。

物質的なごみになるものもあります。そのとき必要であっても用事が済むとごみになるものがほとんどです。でもそれを買わないと心が納得しません。

心のごみに気づいてそれを浄化しましょう。愛で溶かしていきましょう。

意識を進化させ、エネルギーを純化すると、内側の静寂と安らぎを感じることができます。

どんなに大切にしていても
外側から集めたものは
いつか手放すときが来る。

比較をすることで悩みが生まれる

「目が見える人間は、見えるという幸福を知らずにいる」という言葉があります。人は、すでに与えられているものから充足感を得ずに、自分が持っていないものを次々と見つけ出すことで不満を募らせていきます。そして、せっかく不足をまかなっても「まだ足りない」「もっと必要だ」と欲望をエスカレートさせていきます。「お金がない」「才能がない」「昇進が遅い」など否定的な思いをまとって、嫉妬、そねみ、焦りなどで身を焦がし、エネルギーを使い果たしていくのです。

他者に比べ、ある程度満たされている人に苦しみがないのかというと、決してそうではありません。ある程度満たされている人は、もともと持っていることや、人から与えられることが当たり前になっているので、何も与えてくれない人に「何もしてくれない」と不満を持ちます。「満たしてくれない存在」に目を光らせるようになるのです。これでは誰一人として、永遠に幸せになれません。

苦しみや悩みを手放し、幸せを手に入れる一番シンプルな方法は、自分と他人を比べないことです。

たとえば、ライバルとの争いに敗れたとします。先を越されたあなたは、悔しくてたまりません。ライバルを妬む気持ちもあるでしょう。しかし、その出来事はあなたのカルマを解消するために起こるべくして起こった、必要なことなのです。あなたには、あなたのカルマがあります。原因があって結果があって、今、あなたに必要なことが起きているのです。したがって、あなたはその経験をすることで、本質的な成長を遂げたのです。

他人と比べる必要はありません。人は人、あなたはあなた。自分の内側に目を向けて、手にしているものを見つめましょう。満ちているものに目を向けましょう。

そしてすべてに感謝します。考えられることに感謝です。記憶できることに感謝です。お話しできることに感謝です。

あなたの肉体と心には、素晴らしい機能があります。ものは古くなり、また新しいものを買い求めなければなりませんが、あなたに与えられている肉体と心は、古くならないようにできるのです。自己を磨き意識を進化できるのです。可能性がいっぱいあります。すべてに感謝しましょう。あなたはとてもユニークな存在なのです。

「自分は自分」
そう思うだけで
人生はぐっと楽になる。

「無知」とは「本当の自分」を知らないこと

人間が自分と他人を比較する根底には、恐怖があります。人は自分を守るために力をつけます。それはものごとをよく知っているという知識の力です。知識の鎧《よろい》で身を守ります。社会的地位や名声も力です。お金を持つことでなんでも買える豊かさが手に入ります。これも力です。これらによって人より満ち足りようとします。

そして相手に勝とうとしているのです。

より良く生きるためには、あなたの内側の源を体験することが大切です。そこからあなたを生かしめる生命力が湧き出るのです。あなたの才能を伸ばす力など、あなたのすべてを満たす力がそこから生まれるのです。

私は、生きるために何が大切かを証明するために、また世界の平和のために、深い瞑想修行を公開で行いました。空気の入らない密閉された空間で、飲まず食わずで死を超えて4日間宇宙の源と一体になっていたのです。この究極の意識状態の修行を、インド政府公認のもと、公開で18回実施しました。

心身を浄めつくし、宇宙の創造の源、本当の自分になったので、再誕して元気に生きています。修行を積んでいない方には、不可能なのですが、究極の状態を体験すると何が本当に大切かがわかるのです。

自分自身に「与えすぎない」ということが大切なのです。足ることを知る心です。

人間は、心や体の空腹を満たすだけでは満足できません。限りない豊かさを求めてしまいます。生きるのに何かが不足しているから、そのようなことをするのです。

あくなき欲望がエスカレートしています。それは心が永遠に欲望を増やし続けるからです。

「本当の自分」を知らない人は「無知」といわれています。

「無知」とは、知識がないという意味ではありません。「本当の自分」を知らないということです。知識として知っているということではなく、体験的に知らないということです。

真理を知らないし、それに気づきもしません。そして、「なんとなく満たされないのはどうしてだろう」と思って生きています。そのことを「無知」（あるいは無明）と、仏教などでもいわれているのです。

幸せになりたいと必死にかき集めた知識は、いわば借り物です。

そして昨日の常識は明日の非常識というように、価値が変化することもあります。真理は事実であり、変化しないものです。究極の真理は永遠の存在です。あなたは今から本当の自分を信頼すること、そこにつながることで深いところから満たされるのです。

あなたの人生をより豊かに、心に翻弄されず、美しく、軽やかに生きていくために、「無知」から脱却しましょう。欲望を追い続け、苦しんだり優越感を覚えたりする生き方に決別しましょう。

自分に与えすぎると
本当に必要なものが
見えなくなる。

カルマを積みすぎると鈍感になる

何生もの、生まれては死ぬ繰り返しを輪廻転生《りんねてんしょう》といいます。そうした中で、過去生と今生のカルマを積み重ねることで、あなたの性格が形成され、個性が生まれているのです。その結果、好き嫌いや価値観なども育まれます。

高いところに登ってケガをした経験がある人にとって、高いところは危険な場所と認識されます。しかし、そのカルマを積んでいない人からすると、高いところは景色の美しい、素晴らしい場所だと思えるかもしれません。同じものでも、その人のカルマによってとらえ方が異なるのです。

今のあなたには、そうして育まれた好き嫌いや価値観を通して物事を見る癖がついていています。物事の本当の姿を見ていないのです。ただ、カルマに沿って好き嫌いの選択をしているにすぎません。好きだと思って執着したり、嫌いだと思って嫌悪したり、その時々によっていろいろな思いが湧き上がります。

また、カルマを積みすぎると、心身が重くなります。思い込みが強くなり、勘違いや、早とちりがあり、あることには鈍感に、あることには敏感になることがあるでしょう。どんなにおいしいものを食べても、過去に同じようなレベルの食事をしたことがあると、喜びが半減します。今のことをエンジョイしないで、他のものに気が行ってしまい、「もっともっと」という気持ちが強くなります。今、目の前にあるものの価値を、素直に見積もることができなくなります。そうした価値観は色眼鏡で見ているようなものなのです。

カルマを解消し、価値観を外して物事を見られるようになれば、より良い選択ができるようになるのです。

価値観の色眼鏡を外せば
あるがままの姿が
見えてくる。

どんな仕事も必ず誰かの助けとなる

「この仕事は、本当に自分に向いているのだろうか」「もっと割のいい仕事があるのではないか」「どうすればもっと成功できるのだろう」など、生きるうえで仕事の悩みは尽きません。私のもとにも、会社員や経営者、俳優、歌手、アーティストなど、さまざまな方がやってきます。向上心がある方ほど、仕事に悩んでいる印象を受けます。

しかし、悩んでいても解決しません。実はやるべきことはひとつ、今を生きることです。それは「今、目の前にあることを一生懸命やる」ということなのです。

あなたが直面していることは、今まで積んだカルマが現象となって起こったものです。それは悩みとして現れても、無意識の選択の結果です。

まずは目の前のことに感謝して、無心で精一杯取り組みましょう。たとえ人が嫌がる仕事でも真摯に向き合いましょう。そうすれば、あなたが頭であれこれ考えなくても、自然と道は開けます。あなたにとって必要な良いほうに向かいます。

また、今の仕事が向いているかどうか悩んでいる人は、特別なことをやらなくてはいけないという思い込みがあるのかもしれません。確かに、医者や消防士など、目に見えて人様を助ける仕事もありますが、すべての仕事は、必ず誰かの助けとなります。今やらせていただけることを一生懸命やればいいのです。

仕事を通じて、あなたはいろいろなことを学ぶことができます。人間関係はもちろん、コツコツ取り組む大切さ、結果が出る楽しさ、やり遂げる達成感、人々を笑顔にできる喜び……。それらを学ぶことで、カルマは少しずつ解消され、あなたは本質的な成長を遂げることができるでしょう。

目の前の仕事に
無心で取り組めば
それは修行となる。

良い波動と引き合う

良い行いをすれば良いことが起き、悪い行いをすれば悪いことが起きる。良いことを思えば良いことを引き寄せ、悪いことを思えば悪いことが起きる。これを「カルマの法則」といいます。カルマには、同じような種類のものを引き寄せる性質があるのです。それは自然の法則と同じです。また人も、同じような考えの人、波動の人が集まります。

暗い人がいると全体に暗くなるということもあります。その人の負の波動が伝わった結果、周囲の人の奥に眠っていたネガティブな思いが引き出され、まわりも暗い負の波動を発するようになるからです。

あなた自身も常に波動を発しています。つまらないと思いながら仕事をしていたら、そのネガティブな波動が周囲に伝わります。思いによって染め上げられた「気」が、肉体からにじみ出て、波動として広がっていくのです。

悪い波動は悪い波動と、良い波動は良い波動と引き合います。お互いを敏感に察知して結びつき、さらなる大きな波動を形成します。一度悪いことが起きると、ドミノ倒しのように次々とトラブルに見舞われることがありますが、それは、悪い波動が漏れ出して共鳴しているからなのです。

悪い波動とつながらないためには、自分の波動を良くすることが大切です。カルマを解消すると波動も浄化されるので、良い波動の人と縁ができます。

暗い人の周囲は暗くなり、
明るい人の周囲は
明るくなる。

成果へのこだわりを捨てる

なりたい自分に向かって努力することや、手に入れたいものを目指して努力することは、楽しいことです。変わっていく自分、足りないものを補って満ちていく自分に、人は興奮を覚えます。

しかし、その過程が楽しければ楽しいほど、その結果や成果を自分のものだと勘違いして、驕《おご》ってしまうことがあります。そして、その成果にこだわるのです。

「自分が努力して手に入れた成果なのだから、それは自分のもの」と、あなたは思うかもしれません。はたしてそうでしょうか。

あなたは、宇宙の創造の源から分かれた個人の魂からのエネルギーで生かされています。あなたが考えられるのも、体を動かせるのも、その力が働いているからです。

そのことを忘れ、自分がやった、自分が手に入れたと思い込むと、本質からどんどん離れてしまいます。

たとえば、あなたの努力が認められ、マネージャーに昇格したとします。あなたは思うでしょう。「私はマネージャーなのだ。マネージャーは私のポストなのだ」。そして、あなたはそれを評価し、大切に思い、いつのまにか執着していきます。ところがそんなとき、ちょっとしたミスを犯し、降格したとしましょう。あなたは「マネージャーではない自分」を自分として認められず、苦しむのです。マネージャーだった過去の自分に執着し、現状を否定してもがきます。

しかし、あなたが執着している過去のポストは、源の力があってあなたの心身が働いたことによる成果なのです。

また、たとえば、部屋を掃除してきれいに片づいたという成果も、それに対するこだわりも、誰かが部屋を使って散らかれば消えてしまいます。成果は変化するもので、その場限りのものです。成果を自分のものだと思い込み、こだわり、失うことを恐れ、失って苦しむのは愚かなことです。

最初は、こだわりを捨てたり、欲望を手放したりすることを怖いと感じるかもしれません。「成長できなくなるのではないだろうか」「何かが停滞するのではないだろうか」「貧乏になるのではないか」。いろいろな不安がよぎるでしょう。けれども、心配いりません。あなたは心を浄化し、本当の自分と出会うことで、もっと豊かになることができるのです。憎しみの人が愛の人になり、怒りの人が許しの人となり、無知の人が知恵の人となります。

外側からものを必要以上に集めることの虚しさを知り、常に心の飢えと闘う人生に決別し、内側から満ちる幸せを感じましょう。

「成果は自分の
ものではない」
そう思えば
失うのは怖くない。

心を空っぽにしてエネルギーをセーブする

集中力のある人は、仕事ができる優秀な方だと思います。何かに集中して努力するのは素晴らしいことです。好きな仕事を極めたり、自分を磨いたりするためには欠かせない力でしょう。しかし、集中力のある人は、上手に休めないこともあります。夢中になりすぎて、切り替えてリラックスできないこともあるようです。趣味や好きなことなど、何かにとりつかれたように、自分を追い込んでしまうのです。

また、芸術家は、人を寄せつけないほど集中して作品を仕上げることがあります。

実は集中もエネルギーの消耗です。それが、仕事になるとさらに、良い結果を出さなければならないというプレッシャーになり、早く生命エネルギーを消耗してしまうこともあるようです。そうして、次第に閃《ひらめ》きが乏しくなり、何も生み出せなくなるケースがあります。

普段集中しているときはエネルギーが活性化していて、消耗しています。いざリラックスすべきときにも、集中が癖になっていて、エネルギーが消耗し漏れ出してしまい、ついには枯渇してしまうのです。

大切なのは、どうやってエネルギーをセーブしながら集中していくかということです。何もしないときに、どういう心構えでいればいいかを学ぶことです。

インドには、こんな修行をした人がいます。エネルギーが漏れないように、穴という穴をふさぐ修行です。目を開けていると、目からエネルギーが漏れるのでまぶたを閉じます。耳もふさぎます。鼻からも、漏れないように呼吸を止めます。こうして、エネルギーが漏れっぱなしになることを防ごうとしたのです。他にも感覚器官をコントロールし、エネルギーを正しく使う、さまざまな戒律があります。正しく心身を使って、無駄がないようにして今にいられるようにするのです。ヒマラヤ秘教には、エネルギーを浄め充電する修行が集まっています。

エネルギーの浪費を防ぐ方法は、ただ眠ることではありません。本人は心身ともに休んでいるつもりでも、実は睡眠中も心は夢などを見て休息していません。また寝しなにも「ちょっと部屋が寒いな」「あの企画、どうしようかな」などと、常にアンテナを張って活動しています。心は24時間揺れ動き、疲弊し、エネルギーを消耗しているのです。

エネルギーを浪費しないためには「今、ここにいる」こと。執着を完全に取りのぞき、心を空っぽにしていきます。普通は、「今、ここにいる」状態にしようとしても、無理に過去や未来にとらわれないようにしているだけなのかもしれません。しかし、心を超えることで、「今、ここにいる」が可能になります。内側が浄化されると、本当の意味で、「今、ここにいる」ようになっていきます。

何もしない時間は、あなたをじわじわと変容させていくでしょう。それはまるで、ワインが醸造されるように、あなたに深みを与え、美しく変えていくのです。

何もしない時間が
あなたを熟成させる。

失敗を繰り返す「意識する」から

「今度は絶対間違えないようにしよう」と意識していたにもかかわらず、同じような失敗を繰り返してしまうことがあります。なぜでしょうか。それは、気をつけようと「意識」したからです。心のとらわれがあるからです。

過去の失敗を思い返し、同じような事態に陥らないように心掛けることは、一見いいことのように思えます。しかし、「意識する」「心掛ける」ということは、心を働かせていることに他なりません。

本来、持っている能力を正しく発揮するためには、無心になる必要があります。たとえば、アスリートの中には、能力は素晴らしいにもかかわらず、オリンピックなど、ここ一番の舞台に限って失敗をしてしまう人がいます。

そういう人はたいてい「あの人の恩に報いたい」「絶対に金メダルをとる」「国民の期待に応えたい」など、いろいろな思いを抱えています。そうしたことは、心にとっては「心配」であり、体を重くします。否定的な思いに意識が行き、「あ、前回はここで失敗したな」と思った瞬間、その人の負のエネルギーにつながってしまうのです。そのため、勝負に挑むと、本来の力を発揮することができません。

いっぽう、本番に強い超一流のアスリートは、無心で、心を空っぽにして、今に集中できるのでしょう。それができるからこそ世界のトップに立てるのです。

過去にとらわれず、まわりを気にせず、未来の評価を意識しない。心を無にして、今、この瞬間と向き合いましょう。それが失敗をはねのけ、大きな成功を招くのです。

過去の失敗にとらわれない。
未来の評価を意識しない。

お金は「手に入れる」のではなく「入ってくる」もの

多くの人はお金が幸福のバロメーターになっています。ですからお金がないと不安になります。けれども、お金を手に入れることが生きる目的ではないのです。自分に実力があり、皆さんに喜ばれることをし、人を助ける、その対価としてお金が入ってくるのです。お金は本来「入ってくる」ものです。

しかし、今の世の中は「手に入れる」ことを促すようにできているのです。テレビにしろ車にしろ、モデルチェンジを繰り返して、ものを売ろう売ろうとしています。人間のクリエイティブな心で、新しいもの、便利なもの、そして不要なものを次々と創り出し、購買意欲をそそっています。

世の中がものを売りたい人と買いたい人の追いかけっこのように見えます。それが経済の発展ということでもあると思うのですが、このままでは、欲望がどんどんエスカレートしていき、大きな混乱と争いの引き金となりかねません。

お金は、感謝とともに入ってくるものです。お金に対する考え方を変えましょう。お金を手に入れることを目的にするのではなく、感謝することに幸せを見出しましょう。人を助け、皆を幸せにする、誰かのために何かをすることで、あなたは良いカルマを積むことができます。それは本当のあなたが望んでいることです。決して難しいことではありません。

あなたが精神的に成長し、内側が満ちていれば、自然と愛をシェアできるようになります。その結果、皆さんの感謝とともに、お金が入ってくるのです。

「お金がない」という人は、満たされない自分を満たすために、欲望にかられ、不必要なものを買う癖が染みついているのかもしれません。真理を見る目を養いましょう。

お金への執着を手放し
愛をシェアすれば
お金は自然と「入ってくる」。

欠点を分析するのではなく
自分を許し、信じ、愛す

人は自分自身と向き合い、自分を知りたいと願っています。「自分の短所はなんだろう？」「どうすればもっと優秀な人間になれるのだろう？」。一生懸命自己分析をして、自分を成長させるために努力している人もいるでしょう。けれども、その行為は、心をこねくり回して心の働きを強め、かえって自分の真の姿を遠ざけるのです。自分の内側を見て、あるいは人と比較して、「ああ、私にはこんなにルーズなところがある」と落ち込み、「意地悪な自分もいるのだ」と嘆きます。その度に、

「自責」「後悔」「自己嫌悪」などの思いが増幅し、心が濁っていきます。逆のケースで相手を心の中で非難することもあります。

自分を否定すると、次に生じるのは自己防衛の力です。「失敗したくらいで、責めなくてもいい」と、エゴや反抗心が芽生え、自分が壊れるのを防ごうとします。

自分を分析して欠点と向き合ったとき、素直に反省して行動を改め、前に進むのが理想です。でもエゴが染みついているためなかなか変わりません。分析によって、心に傷がつき、過敏になってそれを超えられないからです。

心の分析や心理学の技法では、癒すのは難しいのです。分析に過剰なエネルギーが注がれ、否定的なジャッジで決めつけたことが塊となり、自己を守っているからです。ですから、こうしたやり方では自分を変えられず、かえってこだわりの強い人になります。あるいはいい人を演じて疲れるのです。

本当の意味で自分と向き合い、成長するために大切なのは、分析ではなく、相手を許し自分を許すこと、自分を信じ愛することです。そして心を離して気づきを深めます。あるがままの自分を受け入れることです。

自分を否定すると
自己防衛の力が生まれる。

「気づく」だけで人は成長する

「気づく」というのは、いったいどういうことでしょう。

気づくとは、ただ見つめるということ。自分の醜い部分を見つけたときに、分析をしません。心を働かせません。そこに光をそっと当てて、純粋な意識（魂）で見つめるだけ。何もしません。あるがままを受け入れます。良いことを考えている自分さえも、見ているだけです。

あるがままを受け入れるだけだと、ずっと変わらないのではないか、成長できないのではないかと不安になる人もいるでしょう。でも大丈夫。気づくだけで、人は必ず成長します。

そもそも「気づく」というのは、心と離れているからこそ成せる高度なことです。当然ながら、目は、自分の目を見ることができません。なぜなら、それは同一のものであり、一体となっているからです。同じように、心も自分自身と一体となっている間は見ることができません。わがままな自分、怠惰な自分、嫉妬深い自分。そうした心と自分が同化しているうちは、気づくことができないのです。だから、何かに気づいたとき、それは心と自分が離れたということ。心を捨て去る準備ができたということ。

欠点に気づいたら、ただ見つめる。大きな失敗をしたとしても、自分を責めずに事実を見つめる。こねくり回さず、あるがままにして放っておく。

純粋な意識から離れた心には、エネルギーが供給されなくなります。そして宙に浮いた心は自然と溶けていき、昇華します。それが本当の気づきです。

何かに気づいたときは
心と自分が離れたということ。

第三章 すべては学びである

嫌いな相手は自分を映す鏡

人間関係に悩んでいる人は多いと思います。特に、上司や同僚など、仕事関係の人とのことがあるでしょう。日々顔を合わせる中で、理不尽な言動や驕った態度などにどうふるまっていいかわからず、大変な思いをしているかもしれません。

しかし、その出会いはすべて、あなたのカルマによって引き起こされたものであり、学びなのです。その人と接することで、あなた自身が成長できます。

その人なりに一生懸命やっているのです。あなたは人のことは見えるのですが、自分の中も見つめる必要があります。相手の良いところを見つけましょう。尊敬と思いやりを持って接しましょう。

嫌いな相手に、「嫌悪を感じて無理だ」と思うかもしれません。しかし、相手はあなたを映す鏡であり、あなたは相手を映す鏡です。ですから、あなたが嫌いだと思って相手と向き合えば、「嫌い」という感情が伝わり、相手は同じ波動を引き出して返してくるのです。

そういう意味では、苦手な相手はあなたの真実の姿を教えてくれる神のようなものです。過去にされた嫌な記憶や、価値観に引きずられる自分をコントロールしましょう。また、あなたからの感謝と愛はあったのでしょうか。不平不満が出てはいなかったでしょうか。改めて考えてみてください。

されたことはすぐに許して忘れ、平等心で向き合うのです。あなたを成長させるための出会いです。相手の奥には純粋な存在があります。それを信じます。自分を変えることができる機会に感謝します。

嫌いな人と接することで
自分が成長できる。

嫌いな人がいるのは恵み

相手の幸せを願って感謝しながら接していくと、相手の中にも少しずつ愛が芽生えてきます。

「嫌な人」とみんなから嫌われている人がいることがあります。その人が嫌われるようになった理由はいろいろであったでしょう。しかし、嫌われる人も嫌う人も、ともに悪いところを見て、愛が足りていないのではないでしょうか。

嫌われる人を取り巻く人たちのジャッジは醜いものです。そのジャッジを受け取った本人が、自己を防衛し警戒するのは仕方ないでしょう。

その人は、いつもみんなから嫌われていたら、変わりようがありません。「あの人は嫌な人」「あの人は嫌い」という波動をみんなから送られ続けて苦しいのです。

あなたは自分の価値観のみで相手を見ています。相手に注文するのはやめましょう。自分を変えるのです。愛の人になりましょう。「あなたのおかげで自分のエゴに気づくことができます」と、感謝しましょう。そして「あなたの幸せをお祈りいたします」と、思うことです。

その人がいるおかげで、人への思いやり、人を許すこと、価値観にとらわれない在り方を学ぶことができます。

そうやって愛を出す練習をしていけば、相手はきっと変わっていきます。あなた自身も成長します。嫌な人間が身近にいるというのは、意外と幸せなことかもしれません。

嫌な人間に注文せずに自分を変える。

大いなる存在にサレンダーする

「がんばっているのに評価されない」とこぼす人がいます。確かに一生懸命、誠実にやっているのだと思います。自分のアピールが下手で目立たないのかもしれません。

でも、あなたが何かをがんばるのは、誰かに評価されるためではありません。カルマを解消し、あなた自身を真に成長させるためです。

確かに、褒めてもらうとうれしいし、やる気も出ます。でも、たとえ褒められなくても、みんなが喜ぶ姿を見ることであなたは浄められ、達成感も得られるのです。不満が生まれるのは、「褒められたい」「良く思われたい」という欲の心で行動をしているからです。どうしても褒められたいのなら、自分で自分を褒めればいいのです。

たとえば夫や妻が留守の間に、部屋を掃除したあなたは、心地よい空間を手に入れます。「部屋が散らからないようにしよう」という前向きな気持ちも手に入れます。こびりついた汚れをゴシゴシ落とす間は、無心になれていたかもしれません。がんばることで、意志の力が強まり、集中力も高まります。あなたはちゃんと成果を得ているのです。

評価されてもされなくても、それにこだわらず、見返りを期待しない行為をしていれば、やがて違うところから幸運がやってきます。

すべてを明け渡し、ゆだねるのです。大いなる存在にサレンダーしましょう。あなたが誠実であれば、必ず報われるときが来るでしょう。実力がつき、何かのチャンスが訪れるかもしれません。無欲で、誠実にコツコツとやっていくのです。

見返りを期待しなければ
違うところから
幸運がやってくる。

あなたはすでに「満ちている」

人には比較の心があり、常に不足を探しています。心が揺れます。

他人が持っているものをうらやみ、自分が持っていないことを嘆き、自分の欠点を探し出し、不幸を感じます。「あの人よりも仕事が遅い」「あの人より太っている」「自分は美人ではない」など、わずかな差をキャッチして自分を嫌います。比べる必要がない人にまでアンテナを張り、心を最大限に働かせています。

けれども自分に足りないものを欲しがる必要はありません。本当のところ、あなたはすでに「満ちている」からです。

あなたは裸で生まれてきました。何も持っていないようですが、持っています。肉体、心、魂。生きるために必要なすべての機能が、生まれたときから備わっています。すべて足りているのです。

自分の体に感謝し、心に感謝し、魂に感謝しましょう。今、この本を読むことができているあなたは、目に感謝します。耳に感謝します。歩ける足に感謝します。肉体を維持する内臓に感謝します。

欠点を見つけることが上手なあなたは、もっと自分を認めてあげましょう。そして、仕事ができること、がんばれること、食べられることに、ありがとうございますと言いましょう。小さなこと、当たり前のことに、ありがとうございますと感謝をしましょう。

これでいい。これで充分。自分を癒し、がんばってくれた体に安らぎを与え、感謝を与えていく。すると、ゆとりが生まれ、調和がとれるようになるので、無駄なエネルギーを使わなくなります。

ただがむしゃらにがんばるのではなく、リラックスしながら、目的に向かってまっすぐ進めるようになるのです。

これでいい。これで充分。
もっと自分を認めてあげる。

子育ては愛を出す修行

たとえば、こんな経験はないでしょうか。初対面なのに、初めて会ったような気がしなかったり、逆に「この人は苦手」と感じたり。実はそれも、カルマによるものです。

カルマには、縁の深かった人の波動も記憶されています。そのため〝再会〟したことで、波動が活性化して過去生のカルマの記憶にリンクしたのです。

その相手は、過去生であなたが何かを与えた相手かもしれませんし、あなたに何かを与えてくれた相手かもしれません。どちらかが与えた恩を今生でお返しするために、再び出会ったのです。

実は、親子もカルマによって結びつけられています。子どもは、過去生であなたがお世話になった相手です。子どもは、過去生で与えた恩を返してもらうために、あなたの子どもとなって生まれてきました。過去生と今生でエネルギーを交換することでバランスをとろうとしているのです。

子育てをしていると大変なことも多いでしょう。子どもがもたもたするとイライラしたり、言うことを聞かないと腹が立ったりして、思わずガミガミ言ったり、手が出ることもあるかもしれません。しかしそれでは、カルマは永遠に解消しません。「こちらに来ていただいてありがとうございます」と感謝の気持ちでお世話をして、子どもに恩を返しましょう。

そのためには、まず親であるあなたが成長しなくてはいけません。自分がこの出会いで学びをいただいているのです。常に何を望んでいるのか、愛を強めて見つめ、あるときは許して、理解をして、愛を与えていきましょう。

自分の価値観にこだわり、心の奴隷になって、よその子と比較をするのはやめましょう。魂を主体とし、深い愛で子どもを見守るのです。

「わかっているけれど、どうしてもイライラしてしまう」と、子育てに悩んでいる方もいるかもしれません。でも、それもありがたいことです。もし子育てが100％うまくいっていて、あまりに幸せすぎたら、この本で説いている真理にあなたは出会えなかったかもしれません。

無償の愛を捧げて、お互いに成長することを目指しましょう。

子どもが母親からの愛情を感じ、自分の愛に目覚めると、まわりの人を癒す存在になります。

子どもに感謝し
深い愛で見守る。

「気」を使うのではなく「愛」を使う

相手に気を使うのではなく、愛を使いましょう。それが正しい姿です。

ここでいう「気」とは「心」のこと。ですから、心を使うと、無意識のうちに相手に気に入られようとか、嫌われないようにしようというエゴが働きます。

エゴでする行為は善行にはなりません。なぜなら、相手を気づかっているふりをして、本当は自分の得になるためにしているからです。それは相手への思いやりでなく、自分の価値観によるものであり、相手の気持ちを無視した押しつけになることもあります。

欲の心に基づいて行ったり、タイミングや本当にするべきことを誤ったりすると、かえって相手をダメにしてしまうこともあります。それは、相手からすると「余計なお世話」になります。

さらに、常に気を使うと、文字通りエネルギーを消費します。気がせわしい人になったり、自分が疲れるのです。

また、無意識に相手からの感謝や見返りを期待することもあるかもしれません。たとえば、道を譲ってあげたのにお礼も言われず、当たり前のようにふるまわれたら、少し腹が立つかもしれません。

「せっかく、いいことをしてあげたのに」と、損をした気になるかもしれないのです。エネルギーを消費するうえに、否定的な気持ちを抱くことで悪いカルマまで積んでしまいます。

では、「愛を使う」というのはどういうことなのでしょうか。見返りを期待せず、その人の幸せを祈って行う。それが「愛を使う」ということです。自分のことは何も考えません。ただ、相手の幸せを祈ります。だから、感謝されなくてもいら立つことはありません。

「愛を使う」は、「母性的な愛」と言い換えることもできます。たとえば、お客様がいらしたとします。あなたはその人を喜ばせるために特上のお茶を買ってきてお出ししました。その人は、本当は喉が渇いていないのに、出されたものを残せないから無理をして飲んでいるかもしれません。「愛」を使わずに押しつけがましい「気」づかいになると、相手の負担になったり、自分のエゴのための「余計なお世話」になりかねません。

また、もし木枯らしの中、外で遊んでいた子どもが帰宅したとしましょう。あなたは「子どもにいい親だと思われたい」などの気持ちを働かせることもなく、冷えた体を温めるため、ホットミルクや温かいココアを出すでしょう。

そのときに、子どもが「走り回って暑いから温かい飲み物はいらない」と言っても、きっと腹は立たないはずです。「そうか、暑いのか。風邪をひかなくて良かった」と思うのではないでしょうか。

これが「愛を使う」ということです。見返りを期待せず、ただ相手の幸せを願って、相手のために行動をする。それが、人と接する際の正しい在り方なのです。

無償の愛を使っていると、愛の質は純粋に高まっていきます。その愛は減りません。むしろシェアをすることで、源からの愛とパワーを引き出し、それがどんどん増えていきます。もっと愛を使いましょう。そして深めましょう。世の中の多くの人が、気を使うのではなく愛を使うことで、この世界は平和になり、幸せが満ちていきます。

無償の愛を使うと
愛は増えていく。

執着を手放す

すべてに感謝し、すべてを学びとして生きていくことで、あなたは良いカルマを積むことができます。また、その良いカルマについての見返りを望まないことも大切です。無償の行為、捧げる行為になると良いのです。

なぜなら、何かを期待して行うと、見返りがないとき不平不満となり負のカルマになるからです。カルマは繰り返されるので、解消されません。

良いカルマを積むために大切な心構えを、もう少しお話ししておきましょう。

■すべてを慈しむ

私たちの心の奥深くには、純粋な愛の海があります。私たちの本質は愛そのものです。深いところの愛を目覚めさせ、自分を愛し、まわりを愛しましょう。

あなたは神に愛された存在です。憎しみから生まれてきたのではなく、愛から生まれてきました。愛されているからこそ、この世に生を受け、パワーをいただいているのです。

見えないところの愛の存在、神を愛しましょう。そうすれば宇宙的愛が育まれ、やがてすべての人に慈しみの愛を与えることができるようになるのです。

■分け与える

あなたは生かされている存在です。自分の力で生きていると錯覚しますが、実はその源の存在がないと、呼吸もできないし、見ることも、歩くことも、考えることもできません。

体と心を与えてくれた存在を信じ、そこからパワーをいただいて、自分が持っている能力や知識を、まわりの人の成長を願って使っていきましょう。能力や知識がなければ、体で労力を捧げましょう。

自分の力を一人占めするのではなく、分け与えることで、自分が持っているものに対する執着も外れていきます。なぜならそれらはもともと自分のものではないのですから。

■足ることを知る

白いところの黒い点は目立ちます。それが、不足に気づくからくりです。でもあなたは成長のために選択をしましょう。不足に目を光らせるばかりではなく、満足を知りましょう。あなたを生かしている無限の存在を愛し、信じましょう。そこからの愛をいただきシェアしていきましょう。生命力と愛と知恵に満ちた存在につながるのです。あなた自身はそこから分かれた存在です。そして気づきを持って進化しましょう。自分がすでに手にしているものに目を向け、それを感じ、今にいるのです。

■正直でいる

自分自身を良く見せるために、人を非難したりウソをついたりするのをやめましょう。心を正しく使いましょう。見栄を張らずに、できないことはできないと素直に言いましょう。それは一時の恥です。言葉で飾り立てるのをやめて、あるがままの自分を表すのです。

仮面をかぶり、演技をするのはやめましょう。真実を生きましょう。それが真の自己に近づくことです。心の苦しみやストレスを解放することです。そのことで生命力が湧き、愛に満ちて生きていくことができるのです。

これらを心掛けることで、あなたのカルマは少しずつ解消されていくでしょう。

心が変容するプロセスを見つめることは、豊かな営みです。本当に深みのある人になっていくことができます。

人は誰しも
憎しみではなく
愛に抱かれて生まれる。

第四章

「ヒマラヤ瞑想」で健康体質になる

人体は小宇宙である

地球は、地震や噴火を起こすことで、蓄積したエネルギーを解放しています。人間も、溜まったエネルギーを解放することがあります。怒りで体が震えたり、恐怖で鳥肌が立ったりするのはその例です。また重い風邪をひいたりします。

地球も人間も、自身で調和を保とうとします。つまり、人体は小宇宙なのです。すべての形を作る源、さらにその奥の宇宙は、もともと無でした。それをナッシングネスといいます。しかし、神の意志によって、何もない無の世界に、まず「空《くう》」

が現れました。

その空にすべてが含まれているのです。そして空から生じる波動によって「風」が現れました。風の中から「火」が現れ、さらに「水」「土」が現れました。目に見えない空が、徐々に成分を濃くしていき、目に見える個体を作り上げていったのです。宇宙は、この五つの元素がバランスをとりながら成り立っています。

そして実は人の体も、この「空」「風」「火」「水」「土」のエネルギーからできています。それが肉体を構成する物質です。そこには質が良いものと悪いものが混在します。純粋なもの、愚鈍なもの、活性化したものなどがあります。

そのバランスが良いと健康なのです。心の性質もそのクオリティを作るのに影響してきます。心が愛や感謝で満ちていると、その質はやわらかく軽やかですが、頑固で否定的であると、硬くなり重たく動きづらくなります。

「土」は、いわゆる肉体のことです。土のエネルギーが強い人は、スポーツが得意なケースが多いです。土はすべてを含む存在です。

「水」は最もイメージしやすいと思います。人体の約60~65%は水分で構成されています。水分が多いことで、肉体は柔軟性を持つことができ、自由な姿勢がとれます。水のエネルギーは感情と関係し、表現の豊かな芸術家の気質を作ります。また摂取した栄養や酸素は、血液が巡ることによって全身へ行き渡ります。老廃物が出たらそれを運び、腎臓を通して浄めます。水路を通して、体をきれいに保ち、人体の機能が正しく働くように作用しているのです。

「火」は、体に化学反応を起こします。水によって運ばれた栄養や酸素は、火によって燃焼されてエネルギーに変容します。カルマを燃やす力があります。形のあるものから、形のないものへの変容を起こします。活力を出すので、火のエネルギーはとても大切です。

火のエネルギーが弱いと、体温が低くなるので免疫力が下がったり、冷え症になったりします。怒りやイライラなどは火のエネルギーで変容させると良いのです。そのエネルギーが弱いと心身の病にもかかりやすくなります。

たとえば、何かしらの悩みが生じたとき、火のエネルギーが強い人は、その悩みを燃料にして別のエネルギーに変容させることができます。「悔しい」「負けたくない」などの負のエネルギーを、ポジティブなエネルギーに変換して乗り越えることができるのです。

「風」は、吸った空気を全身に運ぶことができます。運ぶ力を司っているので、風と心は関係しています。風が不安定だと心も揺れやすくなります。

「空」は、空間、隙間を表します。五つの元素の間に隙間を保つことで、それぞれが自由に動いたり、引き合ったりするバランスを保っています。

このように、人体は五つの元素とさらに、音と光で成り立っている小宇宙なのです。

「空」「風」「火」「水」「土」
人体の奇跡に感謝する。

健康の秘訣は、人体の五元素のバランスを保つこと

人は病気になることを恐れます。そのため、世の中には健康法があふれています。ジョギングをしたり、マッサージで筋肉をほぐしたり、肉体をより活動しやすくするために、さまざまな方法が考案されています。しかし、どちらかというとそれらは枝葉のことにすぎません。幹となるのは、五つの元素。それらが純粋になり、調

和がとれたときに初めて、心身ともに健康な状態が手に入るのです。

「土」「水」「火」「風」「空」の五つの元素のエネルギーを浄め、純粋にしていくと、全体の調和を保ちやすくなります。

たとえば「土」のエネルギーを浄めるためには、純粋なものを食べること。新鮮ではないもの、添加物が入っているものではなく、自然なものがいいでしょう。「土」のエネルギーは生命力に満ち、生きる力になります。

「水」のエネルギーを浄めるためには、良い感情を持つことが大切です。人は、イライラしたり、悲しんだりしてストレスを溜めたりすると、血液が濁ります。しかし、感情や心が平和であると、血液はサラサラになります。

「火」のエネルギーは、みんなの幸せを願うことで浄めることができます。生じるエネルギーを、攻撃で燃やすのではなく、愛の火、慈愛の火で燃やすのです。

たとえば、大事な仕事が控えているときに「絶対に成功させて出世したい」「あの人には負けたくない！」と、ギラギラした気持ちで向き合うのではなく、「この仕事が成功したら、世の中の役に立てる」というように、平和的な高い次元の意識を持つのです。自分の体の火のエネルギーを世の中のため、人を助けるために使っていくと、エネルギーはどんどん純粋になっていきます。

「風」は、プラーナという生命エネルギーを吸うことが大切です。それを風のエネルギーで肺から全身に、血液で循環させていきます。汚い空気は、風のエネルギーを濁らせます。風が浄まると、あるがままの状態を受け入れるやさしさと慈愛が生まれていきます。

「空」のエネルギーは、空を見たり、開放的なところに身を置いたりすると浄めることができます。自分の中の「空っぽ」を意識して、心を解放しましょう。

現代人のほとんどは、不自然な生活を長くしていてカルマが蓄積して重いのです。自分の正しい感覚がわかりません。そのため、すべてにおいて過不足があり、バランスが悪くなっています。

食べすぎたり、運動しすぎたり、頭を使いすぎたり、また昨今は不食やミニマリスト、不眠など、単に減らしすぎて、バランスが悪いのです。

仏陀が苦行をしすぎて、死にそうなほどバランスを崩し、その後に悟った際、バランスを訴える中庸を説きました。内側の修行を正しくせず、形ばかりの無謀な修行をすると、社会の中で生きるのに、バランスが悪くなることもあるのではないでしょうか。

心を使いすぎたり、体を使いすぎたり、休みすぎたりしていても、多くの人は自分の中に生じているアンバランスに気づいていません。

夜、眠ればひとまずエネルギーは回復し、おいしいものを食べれば元気になった気もするでしょう。しかし、バランスの崩れた不自然な生活をすることで、実は自分の生態系にものすごく負担をかけてしまっているのです。

その結果、大病を患うこともあるかもしれません。その人にとっては、突然の不幸であり、青天の霹靂《へきれき》かもしれませんが、実は五元素のバランスに少しずつひずみが生じた結果の、必然の出来事なのです。

体に執着しすぎることも健康法に執着しすぎることも、良くありません。お金と時間をたくさん注いで健康になろうとしたり、美しくなろうとしたりすることからも解放されましょう。

「〜しすぎ」ていないか？
自分に問いかけよう。

体の違和感に早く気づく

ヒマラヤの大聖者は人体の五元素の大切さを知っています。彼らは古くから瞑想を通して源の自分に還ることで体の調和をはかり、エネルギーを強めていました。五元素をそれぞれ浄める努力をするのはもちろん、ヒマラヤ瞑想を行うことで、スピーディかつパワフルに、人体のバランスを整えることができます。

ヒマラヤ瞑想を行うと、自分の体を丹念にチェックできるようになります。自分の内側に入り、深いリラックスとともに自分の体を見つめることで「あぁ、ここの筋肉が緊張しているな」「ここが少し重たいな」というふうに気づきが発生します。

瞑想をしていないと、なかなかそうはいきません。自分の外側ばかりに意識を向けて、あの人はああだこうだとジャッジして、自分をまったく見ていないからです。そのため、たとえ自分の体に変化が生じても、気づくのが遅れ、発覚したときには病が進行しているケースが多いのです。

しかし、瞑想の時間を持つことで、体の変化や違和感に早期に気づき、クリエイティブに行動できるようになります。「病気になってしまった、どうしよう」ではなく「バランスをとるために、こうしよう」と柔軟でポジティブな発想ができます。その結果、病気が進行する前に病の芽をつみ取ることが可能になります。

また、否定的な考えを持っていたり、怒ったり、心配事があったりすると心を常に使っています。するとエネルギーをたくさん消耗します。その結果、どっと疲れてしまい、免疫力も低下します。しかし、瞑想によって、心身がリラックスして、心を平和に保てるようになると、生命エネルギーが充電されるので、活力がみなぎってくるのです。病気も早く良くなるのです。

病気に対して
柔軟でポジティブな
発想ができる。

病を否定せず「本当の原因」を見極める

もし、あなたが病に侵されたら「早く治したい」と思うことでしょう。しかし、「本当の原因」に気がつかなくては、根治させることはできません。

たとえば、よく風邪をひくという場合、子どものころに風邪をひくとお母さんがやさしくしてくれた記憶が残っていて、そのやさしさを手に入れるために病を引き起こしているケースがあります。

また人に迷惑をかけないように自分を押し殺し続けた結果、「病気になる」という解決策を編み出して、自分を解放している場合もあります。

蓄積された思いや記憶は、さまざまな不調と結びつきます。

人に気を使いすぎる性格が、肩コリを引き起こしているかもしれません。

他人に対するコンプレックスが、血圧を上げているかもしれません。

がんばりすぎる性格が、不眠症を引き起こしているかもしれません。

何かに対する執着が、しこりを作っているのかもしれません。

生きることへの恐怖が、アレルギーを起こしているのかもしれません。

あなたが「本当の原因」に気づかないと、病気を根本的に治すことはできません。

大切なのは、病気の自分を否定することではなく、原因を正しく見極めること。

今の自分を肯定し、すべてを学びの機会として、すべてをイエスにしていきましょう。病気に感謝をして無心でいるようにします。心配やこだわりにエネルギーを注ぎません。そのことで心の働きはやがて衰えて、落ちていきます。むやみに心配するのではなく自分の魂を信頼するのです。

病をむやみに心配せず
学びの機会とする。

自律神経のバランスが整い自然治癒力が高まる

ヒマラヤ瞑想は病気の早期快復を助けます。瞑想を学んでいる方の中には、骨折が早く治ったり、ポリープが消えてしまったりした方もいます。

この不思議な出来事を医学的に説明するなら、次のようになるかもしれません。瞑想をすると、深いリラックスによって自律神経のバランスが整います。それによって血行が良くなり、体のすみずみまで血液が行き渡り、緊張がほぐれて、新陳代謝が活発になります。生命活動の基盤を立て直すことで、人体に備わっている自然治癒力が高まり、本来の姿に戻りやすくなるのでしょう。心身がリラックスして源からの生命力がそこに注がれるようになって、癒されるのです。

頭の病気の場合は、偏ってしまった脳内のバランスが整って、本来の脳の姿に戻ります。しゃべりすぎて喉が痛い場合は、血液が潤って癒されます。呼吸器に不調を抱えている人は、正しい呼吸をリズミカルに行えるようになり、肺胞のすみずみまで酸素を行き渡らせられるようになります。心配性で胃痛持ちの人は、心が平穏になることで胃痛から解放されます。心が豊かになることで、暴飲暴食がなくなり、内臓に負担をかけることがなくなります。ホルモンバランスも整って、生理痛に悩まなくなります。骨盤のゆがみが整って、安産になったり、婦人科系の病気を防いだりすることにもつながります。

そして、ヒマラヤ瞑想によって得られる最も素晴らしい恩恵は、病気に対する心配がなくなることです。病気になると誰もが不安になります。「いつまで痛みが続くのだろう」「もう一生治らないのではないか」と、早く治したいという意識が常に働きます。しかし、それは体にとっては逆効果でしかありません。心配の意識を集中させることで、エネルギーが患部に注がれてかえって悪化してしまうからです。大切なのは、自分の病を忘れること。知らぬが仏ではありませんが、神様にお任せするようなつもりで、病気にとらわれず、大いなる存在にすべてゆだねてしまうのです。すると、自然とバランスが整っていき、奇跡が起こることだってあります。

「なんとかなる」
そう思えることが
一番のクスリ。

心の病気につながる回路を断つ

心配事があったり、自分に自信がなかったり、心が何かしらにとらわれ、執着した状態にあると、心の病気にかかることがあります。病気とまではいかなくても、常にストレスを感じている人は多いことでしょう。

ストレスから解き放たれ、常に平和で、満ち足りた状態にあるためには「心を超える」ことが大切です。心配する心や、イライラする心につながるのではなく、ヒマラヤ瞑想を通して源の存在につながるのです。

源の存在につながると、根源のパワーをいただくことができるので、生命エネルギーが充電されます。心配する癖や、イライラする癖が治ります。愛に満ちることで、コンプレックスや他人を気にすることがなくなります。心を過度に使って緊張することがなくなります。ささいなことに敏感になるあまり、集中力が欠乏するのを防ぎます。心が暴走せず、リラックスをして、常に平穏な状態を保てるようになります。

心が何かにとらわれていると、人は直そうと努力することでしょう。しかし、意識したからといってすぐに直ってしまうほど、心は単純ではありません。また、直そうと努力しているのに、なかなか結果が出ないと、焦ったりイライラしたりしてしまいます。その結果、さらにこだわりがふくらみ、全体の調和が崩れます。

しかしヒマラヤ瞑想をすると、全体のバランスを保てるようになります。自分はダメだという思い込み、価値観が外れることで、あるがままを受け入れられるようになります。あふれる愛で、頑《かたく》なな心が溶けていきます。あるべきものがあるべきところに収まって、バランスが整っていくのです。

こだわらず
あるがままを受け入れる。

眠っている脳の力を開花させる

「我々人間は、潜在能力の10％しか引き出せていない」。これはアインシュタインが残したといわれている言葉ですが、最近のアメリカの研究によると、人間の脳はこれまでの定説の10倍もの情報を記憶できることが明らかになったそうです。

多くの人にとって、脳が持つ本当の力は、まだまだ眠った状態にあるのです。眠っている脳の力を開花させるために、今すぐできること、それは瞑想です。

瞑想をしているときは、脳波は低くなり、アルファ波やシータ波が出るとされてきました。しかし、最近の研究では、瞑想がさらに深まると、ガンマ波が出ることが明らかになってきました。

ガンマ波は、いわゆる「ゾーン」に入っている状態です。脳の意識状態が最高レベルまで達し、心身が浄化され、休息して再生されるのです。

睡眠時以上に効率的に神経系統や筋肉、内臓を修復することができるので、全身に活力があふれ、心身の不調が劇的に改善し、瞬時の判断力も高まるため、近年は、欧米のビジネスエリートが瞑想を取り入れています。

欧米で流行している「マインドフルネス」も、ヒマラヤ瞑想から派生したものだといえるかもしれません。マインドフルネスというのは「今この瞬間」を意識することで集中力を高めるという教えです。テクニックに特化することで、誰でも実践しやすい教えになり、それが人気拡大の理由でしょう。

いっぽうヒマラヤ瞑想は、精神性を重視します。そして肉体の5つの元素も浄めバランスをとり、真ん中の道を開きます。執着や欲望に翻弄されている心を浄化して手放し、ノーマインドにします。気づきを深め意識を進化させていきます。

「体は、自分なのか?」「体の奥には何があるのか?」「この考え、エネルギーは自分ではない、あれも自分ではない」

中心につながり、自分の内側にあるものに気づき、自分の枝葉をすべて落としていきます。本当の自分に出会うのです。そこには喜びがあり、愛があり「真の自己、魂」を体験します。そこに「ある」のです。ただあります。

ヒマラヤ瞑想は自分を追求し、能力を最大限に引き出す旅のようなものなので、正しい指導者が欠かせません。指導者を持たず、信頼する対象がなく、自分勝手に歩みを進めると、最初のころは良くても、瞑想を続ければ続けるほどエゴの混乱が起きます。

瞑想中に浄化のプロセスで湧き上がる己のエゴ、否定的な心、疑いやジェラシー、あるいは霊障などに遭遇し、困惑し、心が路頭に迷ってしまいます。

ですから、決して見よう見真似で瞑想をしないでください。本書で、本当の自分、生きる真理について知恵を得たあなたは、知恵がある分、思考が高次元でさまよっているので、無知な人よりもさらに危険が伴います。

とはいえ、あなたはきっとこう思うことでしょう。

「だけど、どんなものか試してみたい」

安心してください。向上心が大切です。ですから、あなたのためにヒマラヤ瞑想の恩恵を体感できるプラクティスをご用意しました。

「今、ここにいる」を意識するためのプラクティスです。自分を見つめる練習として、ほんの少し体験してみてください。方法については、第六章でお伝えします。

自分にくっついたものを
すべて切り離すことで
本当の自分に出会う。

深いリラックスで疲れがとれる

ヒマラヤ瞑想を学んでいる人の中に、こんな方がいました。

その方は自由業のため、起床時間が定まっておらず、一応毎朝8時に起きると決めているけれど、9時や10時になることもあったそうです。しかし、ヒマラヤ瞑想を行うようになってからは、6時に目がパチッと覚めるというのです。最初は、逆に精神が興奮しているのではないかと不安になったそうです。

「でもすっきりしているのでしょう?」と聞くと「確かにそうですね」と、お答えになります。瞑想習慣があることで、睡眠の質が高まった証でしょう。

朝晩それぞれ15分ほど瞑想をするように指導しているのですが、夜、瞑想をしていると、多くの人が眠くなると言います。そのいっぽう、目が覚めて頭が冴えてくるという人もいます。その人にとって必要なことが起きているのです。

瞑想は深いリラックスを得ることができるので、その質や、体と心の質によって、眠くなる人もいれば、疲れがとれて眠くなくなる人もいます。だから、瞑想を始めたばかりのころは、夜、眠る3時間くらい前に行うと良いかもしれません。

私自身は、寝たり起きたりが比較的自由に行えます。すぐマインドを超えて入眠できますし、3時間眠れば充分エネルギーが回復します。眠っているときは、心も肉体も深く休んで、外から見ると、死んでいるようなのだと思います。もののように、存在感がなくなっているのでしょう。

起きているときもドタドタと体重を感じさせず、「いつのまにいらしたのですか？」と驚かれることがあります。肉体にいるときも、ワンネス（根源の存在と一体）になり、疲れることもなく、エネルギーに満ちています。

深いリラックスに
包まれたとき
肉体はもののようになる。

すぐ実践できる呼吸法「ため息」

人間は生命活動を維持するために、無意識に呼吸をしています。

息を吸う行為は、命をいただくことであり、吐く行為は、死を意味します。吸ったり吐いたりすることで、生と死を繰り返しているのです。細胞の生まれ変わりを促し、肉体が新しくなるサポートをする呼吸は、ヒマラヤ秘教においても重視されています。

呼吸には、その人の癖が表れます。実は、左右のバランスは、ポジティブ・ネガティブのバランスを司っています。そのため、鼻の通りが等しくなることが大切です。調和がとれていると両鼻孔で交互に呼吸をしています。呼吸を整えることで、体と精神のバランスがとれるのです。そして両鼻腔の流れがイコールのとき、新たなエネルギーの道が開かれるのです。

また、消化器の調子を整えたり、冷え症に働きかけたりする呼吸法もあります。ヒマラヤ瞑想の修行では、段階を追って、その人に合った方法を伝授しています。読者であるあなたが、すぐに実践できる呼吸法といえば、ため息をつくことでしょう。ため息は、息がつまったときに自然と出るものです。息がつまるということは、命をいただく「吸う」行為が滞っているということ。命をいただくためには、まず「死」を経験しなくてはいけません。だから、まずはしっかりと吐くことが大切です。吸う、吐くはセットであり、生と死もセットです。片方があるからもう片方が存在する、すべては表裏一体であり、バランスなのです。片方が強いということは不調和なのです。

ため息をついて
生命エネルギーを
チャージする。

姿勢はエネルギーを受け取るアンテナ

瞑想を行うときは、あぐらをかき、楽な姿勢で行います。無理に背筋を伸ばす必要はありませんが、ひとつだけ守っていただきたいのは「横座り」はしないということです。体の軸がずれるため、宇宙のエネルギーを受け取りにくくなるのです。

たとえば、ここに一冊の本があるとします。その本を机の上に立ててみてください。きっと、手で支えなくても自立することでしょう。そこには、引力という自然の法則が働いています。しかし、その本を少し斜めにして手を離すと倒れてしまいます。

まっすぐだと立つけれど、斜めになってバランスが崩れると倒れる。これは当たり前のようですが、すべての真理を表しています。世の中を構成するすべてのものは、自然の法則に従わないと、バランスが崩れてダメになってしまうのです。

横座りの話に戻しましょう。横座りをすると、背骨が横に湾曲した状態になります。そのため自分で「倒れまい」という意識を働かせていないと、バランスを保つことができずに倒れてしまいます。人間には意識があり、肉体をコントロールすることができるので「倒れまい」と思えば倒れませんが、瞑想中は無防備になることが大切です。源の存在に自分を明け渡すことで、エネルギーを受け取りやすくなるからです。そのため、横座りによって意識を働かせると、エネルギーをいただく妨げとなってしまいます。

素直に、無心に、無防備に。お母さんの子宮に抱かれる赤ちゃんのような気持ちで、源の存在に身をゆだねましょう。

さて、瞑想には体を入口とする瞑想と心を入口とする瞑想があります。心から入る瞑想は、心のトラウマに気づきそれを解放させる秘法です。心を整えることが大切です。

そして、体から入る瞑想は、体のバランスを整えるので、実感しやすいです。混乱していたエネルギーの道が整えられて心が平和になります。体が安定すると無心になりやすいのです。逆に体が歪んでいたり、病んでいたりしても心が平和であるなら進化したといえます。しかしまずは体を安定させて心を無にして、さらに深い問題を解決していきましょう。

何事も斜めになると
ダメになる。
姿勢をピンと伸ばして
元気をいただこう。

エゴや垢がとれ無垢な美人になる

「この人、美しくなったな」と思うことがあります。ヒマラヤ瞑想の修行をする前と後とでは、表情やまとっている雰囲気が、まるで変わってしまうのです。

瞑想をすると否定的な思いやエゴがとれるので、「私なんかダメだ」というマイナスの気持ちや、「私は美人！」という思い上がったエネルギーが浄化されます。垢がとれて純粋になり、晴れ晴れとした美しさがあらわになります。それはまるで、生まれたての赤ちゃんのよう。顔の造作という単純なものを超えた、神々しい美しさ、無垢であるゆえの透明感、純粋性が、その人を輝かせるようになります。

また、深い知恵と真の安心感を手に入れることによって、美しさがプラスされていきます。自分を愛し、まわりを尊敬し、慈しみの愛に満ちることで、筋肉の緊張が解け、ホルモンの分泌が良くなって血行が促され、細胞そのものがデトックスされて、輝いてくる。やさしさや思いやりのある、健康的な美人になるのです。

さらに、瞑想を通してさまざまな「気づき」を手に入れることで、自分にふさわしい装いがわかり、品が出てくるのです。ＴＰＯに応じた装いになり、自然で適切な言動もできるようになるでしょう。あなたを取り囲むすべてのものが整理整頓され、驕りのない端正な姿を現すのです。

男性も、美しく若返ります。特に経営者など人の上に立つ方には、変化が著しく現れます。本当の自分にサレンダーして心が外れ、本来の、自然で調和のとれた自分が現れて魅力的になります。エゴがどんどんそぎ落とされていくからです。つるっとひと皮むけて、少年のようにはつらつとした印象になります。

細胞そのものが
デトックスされて
健康に輝くようになる。

エネルギーの消耗がなくなり若さを保てる

瞑想を学んでいる人は、年齢よりも若く見えるケースが多いようです。最近は、「アンチエイジング」といって、加齢に抗うことがちょっとしたブームのようになっています。しかし、歳をとることを気にしていろいろ試していると、かえって気の使いすぎでエネルギーを食べすぎてしまいます。執着やこだわりでマインドが休まることなく、生命エネルギーが漏洩するので病み上がりのような顔になってしまいます。また「若くありたい」とがんばっていると、その分エネルギーを使ってしまいます。その結果、エネルギーの消耗が激しくなり、消耗した分をさらにがんばって補うという悪循環になりかねません。

瞑想は、そういう「アンチエイジング」の対極にあるといえるでしょう。

心を空っぽにして、若くありたいという執着を手放します。また、感謝の心が芽生えるため「あの出来事があったおかげで今の自分がある」「年齢を重ねたおかげで、多くの学びを得た」と、歳をとることを黄金に感じるようになります。歳をとることを歓迎する、ウエルカムエイジングのような境地です。

しかし不思議なことに、瞑想を行うと自然とアンチエイジングになってしまうのです。なぜなら、次のようなことが起きるからです。

こだわりがなくなるため、エネルギーの消耗がなくなります。

充電されることによって、内側から細胞が輝いてきます。

過去や未来に振り回されなくなり、自分の中の時間が、ゆっくり流れるようになります。

「今、ここにいる」を体得するのです。

自分の過去を肯定し、未来に希望を持ち、体と心を浄化してストレスを取り除き、調和をとっていくことで、若々しく、長く、健康に生きていけるようになります。外側から何かを加えるのではなく、源に還りましょう。そうすることで、あなたは常にエネルギーを授かって心が否定から肯定に向かい、心身が蘇り、健やかな人生を送れるようになるでしょう。

老いのスピードを
ゆるめるのは
「今、ここにいる」
という意識。

第五章

瞑想的に生きる

瞑想的生き方①

ぼーっとする練習をする

部下の正しい育て方

あなたの生き方に瞑想を取り入れたなら、どれほど豊かになるでしょう。すべての生きる疑問が解け、仕事に対する意欲も生まれます。人間関係も自然に良くなります。

さて、ここでは、あなたの普段の悩みが消えて、どんどん純粋でクリアな人間になっていく「瞑想的生き方」をお教えしましょう。

ある程度年齢を重ね、後輩や部下を持つようになると、人を指導するうえでイライラすることが増えるかもしれません。「なんで教えたことができないの?」「どうして勝手なことをするのか?」など、日々いろいろな思いに襲われます。

あなたは仕事が速く、クリエイティブで、成果も出します。つまり優秀な人だということです。しかし優秀な人の欠点は、他の人も自分と同じようにできると、つい思ってしまうところです。

そう思ってしまうと、自分と同じようにできない人を理解できなくなります。相手のあら探しやチェックをせずに、相手の立場になって、相手を理解するようにつとめましょう。

あなたにも上からのプレッシャーがあるのかもしれません。常に戦闘モードにあり、心のアンテナを張り巡らせています。心が活発に動いているので、部下のちょっとした自己防衛の言動に、いら立ってしまいます。そんなあなたに今必要なことは、ぼーっとする練習であり、ぼーっとすることです。

部下の悪いところを改善させるのは上司の役割です。しかし、言ったからといって、一朝一夕に直るものではありません。注意すれば、一時的には収まるかもしれませんが、そこには部下のカルマもあります。他人を矯正することはとても難しく、簡単にできることではありません。部下自らが「気づく」ことでしか、根本的に直すことはできないのです。

そんな中で、あなたは欠点を探さない、気にしない練習をします。細部まで見るのをやめることで、あなたも部下も楽になります。楽になると、もっと良くしていこうという気持ちが生まれます。その根底にあるのは愛です。「最初からできる人間はいない」「この子は必ず成長する」と、相手の可能性を信じます。思いやりの心で、純粋な愛で見守りましょう。

それはあなた自身の修行でもあります。あなたが大きな愛の人になる修行。慈愛の人になる修行です。たとえ部下がミスをしても許しましょう。あなたは、部下の細部に目を配るのではなく、自分の仕事に集中すればいいのです。部下の短所を見つけるために、余計なエネルギーを使う必要はありません。アンテナを張り巡らさず、心を空っぽにして「今」にいるようにします。「今」に集中することで、あなたは自分のためにすべてのエネルギーを注ぐことができるようになるので、さらに仕事の精度も上がるでしょう。

あなたが太陽のように穏やかに見守ると、そこには陽だまりが生まれます。エネルギーが自然に満ちて、トラブルの元や人が、あるべきところに自然と収まっていきます。そして組織の調和が保たれます。

あなたが愛で見守れば
そこは陽だまりになる。

瞑想的生き方②

嫌な出来事はテレビの中に入れる

瞬時にいら立ちを鎮めるコツ

上司から誤解が元で叱責されたり、人に陰で非難されたり、トラブルが起きたとき、自分の心を俯瞰すると、怒りや動揺がすーっと収まっていきます。

しかし、自分の心を俯瞰するのは意外に難しいことです。心を離れたところから見つめる必要があるからです。

自分の心を離れたところから見ることをイメージしてみましょう。

あなたは取引先との大事な打ち合わせに向かっています。しかし、電車が事故で止まってしまい、約束の時間に遅れそうです。額から汗が出て、無意識に唇の端を嚙んでいます。焦りと、不安といら立ちに襲われています。

その光景を、そのままテレビの中に入れてみてください。

ホームでイライラしているテレビの中の自分を見ています。

「大変そう」「相当焦っているようだ」「取引先に電話をしたほうがいい」など、いろいろな感想を持つでしょう。

このように心を切り離して俯瞰すると、まるで別世界のことのようで、楽な気持ちになったのではないでしょうか。

瞑想をして心を浄化すると、こういうことが自然とできるようになります。不快な出来事が生じてネガティブな思いが襲ってきても、受け流せるようになるのです。

心を切り離して俯瞰すると
楽な気持ちになる。

瞑想的生き方③

相手に合わせ、譲る

夫婦円満の秘訣

価値観が違うと、相手への不満が募ります。結婚は、別々の環境に生まれ育ち生きてきた男女が、同じ屋根の下でともに生きていくことです。価値観が合わず、次第に溝が深まってしまうこともあるでしょう。

「せっかく夫のためにご飯を作ったのに、すぐに食べないから冷めてしまった」

「夫の帰宅が遅いせいで、食事の用意が二度手間になる」「休日は早くから掃除機をかけたいのに、夫が寝ているのでかけられない」「熱い湯船につかりたいのに、わが家のお風呂はぬるすぎる」

ささいな行き違いがストレスとなって積もっていきます。人は、自分が「してほしいとき」に、「してほしいこと」をしてもらえないと、不快に感じます。自分の希望を満たさない「不足」が目についてしまうからです。

しかし、お互いが好き勝手な意見を言っていては、何も解決しません。だから、相手に従いながら自分のエゴを見つめコントロールする必要があります。

自分の価値観を人に押しつけないということです。融通を利かせ、相手に愛と尊敬で合わせます。

「私はこのタイミングでこれをする」と決めつけて貫こうとするのではなく、「まだ彼が寝ているなら、掃除機をかけるのではなくて洗濯をしよう」とか、「妻がぬるま湯が好きなら、自分が熱いお湯に入った後、水を足しておこう」など、譲れることはたくさんあります。相手への思いやりです。相手に従いながら、柔軟に対処していけばいいのです。どちらかが一方にサレンダーしないと、両方が意見を述べ主張しあって喧嘩ばかりになってしまいます。

瞑想者は相手にサレンダーして譲ることができるようになります。譲り尊敬しあう、それが夫婦円満の秘訣ではないでしょうか。

価値観の違いは
自分を柔軟にする
チャンス。

瞑想的生き方④

道端の花の価値を認める

恋の悩みを断ち切る方法

昔の恋人を忘れられなかったり、パートナーがいるにもかかわらず、他の人に走ったりするのは「新鮮さ」の問題です。

新鮮なものはおいしく感じるし、初めて食べたときの感動はなかなか忘れられないものです。それは男女の関係でも同じかもしれません。初めて会ったときのときめき、新鮮な気持ちが生まれたこと。そうしたものを無意識のうちに常に求めるのは、感覚の喜びに翻弄されている証です。

最初に見た景色はとても感動します。2回目になると、感動は薄れます。感動はどんどん薄れていくのです。

新鮮さや感動を追い求める人生は、常に感覚の喜びを追い求めてしまうため、心が今におらず騒々しくなります。さらに心の世界では常に比較や競争が生まれます。人は、それらを超えて、心を大きく成長させるために生きているのです。

それぞれの価値を認めましょう。過去にこだわっているあなたは、足元に咲く花を見ず、遠くのバラの花束に見とれているようなものです。それぞれが美しく咲いています。人に何かを求めるのではなく与える人になりましょう。

自分を磨いて透明な心になっていくと、花の表面的な美しさではなく、その奥の命の輝きや、伸びようとしているけなげさなどの深い魅力に気がつくようになります。心の濁りがとれることで、物事の本当の姿がわかるからです。

いつまでも刺激を求めるのではなく、自分の思い込みを外してあるがままを受け入れ、今を生きましょう。

透明な心になると
本当の魅力に気がつく。

瞑想的生き方⑤

「自分相応」を心掛ける

強い自分の作り方

「褒められたい」「認められたい」と誰もが他人から評価されることに幸せを見出し、「もっとがんばれ」と自分を駆り立てます。高価なものを買ってきれいにするのも、立派な家に住むのも、幸せな人と評価されたいからかもしれません。

フェイスブックやツイッターをはじめとするSNSも、そうした自己顕示欲の表れではないでしょうか。「幸せそうな自分」をみんなに見せたい。そうして、「確かに幸せそうだ」と応《こた》えてもらうと安心するのだそうです。幸せを過剰に演じて快感を得るのです。しかし、そうした表面の行為、エゴの行為、見栄の行為でいつも忙しい自分に、疲れを感じ始めている人も多いのではないでしょうか。

人の評価ではなく、自分を信じ「自分分相応」を心掛けることが大切です。

親や世間の「正しさ」にとらわれて生きている人もいます。「女性はこう生きるべきだ」と考え、それが幸せになることと思い込んでいます。それは限定された、不自由な生き方なのですが、そのことに気づいていないのです。

世間の価値観ではなく、自分の命の声に耳を傾けましょう。競争する必要はありません。あなたが持っているものを生かせばいいのです。そこに学びがあります。たとえ世間から「それではダメだ」と言われても、いい加減な自分を許す。そういう「自分分相応」な考え方が必要なのではないでしょうか。

「幸せな自分」を
演じるのは無意味。
命の声を聞こう。

瞑想的生き方⑥

むやみにものを増やさない

自由に生きる方法

瞑想の修行をしている30代のお母さんが「私はずっと、ものは多いほど便利だし、幸せなことだと思ってきました。でも最近、ちょっとした出来事を通して、ものを持つことから執着が生まれ、苦しくなるのだという真理を悟った気がします」と話してくれました。実は、こんなことがあったそうです。

ある日、そのお母さんは小学生の娘さんと百人一首で「坊主めくり」をして遊んでいたそうです。「坊主めくり」は、順番に絵札をとり、絵札が男性（殿）の場合は自分の札にでき、僧侶（坊主）の場合は集まった札をすべて捨て、女性（姫）の場合は捨てられた札をもらうことができるゲームのこと。最終的に一番多くの札を持っていた人が勝ちになります。

お母さんと娘さんは、それぞれ札をとっていき、お互いに4、5枚集まったところで、お母さんが坊主を引きました。そのため、お母さんは札を全部捨ててゼロになりました。いっぽう娘さんは、姫を引き、お母さんの札を全部引き取ったので、その結果、お母さんの札数がゼロになり、娘さんは10枚ほどになりました。

すると娘さんは「坊主が出たら嫌だな～、こわいよ～」と言って、びくびくと札を引くようになりました。お母さんは持ち札がないので、坊主を引こうが関係なく、気楽に札を引いていきました。そしてふと思ったそうです。「この子は、たくさん絵札を手に入れたことで執着が生まれ、失うことを恐れて苦しんでいるんだな。何も持っていない私のほうが自由で幸せだ」と。

今まで、こんな考え方をしたことはなかったそうですが、物事を俯瞰するという瞑想の効果が出たのかもしれません。

このお母さんが気づいたように、ものを集めれば集めるほど失うことに対する恐怖が芽生えます。集めたものが、本当に必要なのかどうかは関係ありません。「持っている自分」に執着し、「持っていない自分」になることを恐れてしまうのです。「持っている限り、恐怖が終わることはありません。多くの時間を欲望でものを集めることに費やし、またそれを失うことを恐れているのです。

最近は「断捨離」「シンプルライフ」など、ものを持たない暮らしが注目を集めているようです。それは素晴らしいことだと思いますが、「順番」を間違えないようにしていただきたいと思っています。

ものを無理やり捨てたからといって、心が浄化されるわけではありません。心が浄化された結果、自然とものを手放せるようになるのです。心が浄化されていないのに、シンプルライフに憧れて、形だけの行動をとっても、内側は何も変化していません。むしろ、本当は執着を捨てきれていないのに、無理やり手放したことで、さらなる執着を招く恐れもあります。

まずはむやみにものを増やさないこと。そして心を浄化してから自然と手放すことを目指してください。

過剰な豊かさが
苦しみと執着を生む。

瞑想的生き方⑦

「心配」ではなく「信頼」で見守る

――才能を引き出す子育て

「子どもにピアノを習わせたほうがいいですか?」「体を動かすことが大事でしょうか?」など、子育てについてもよく聞かれます。私も多くの悟りたい人をあずかって、育てていますので、それが役に立てばとアドバイスをさせていただきます。

私にできることは、人間を完成させる体と心と魂の浄め方、そこからどうパワーを引き出していくかということについての知恵を授けることです。

まず大切なのは、子どもが好きなことを、とことんやらせることです。価値観を押しつけるのではなく、いろいろな経験をさせて可能性を探りましょう。

また親は「心配」ではなく「信頼」で子どもを見守ります。差し伸べたい手をじっとこらえて、子どもの自立を促すのです。もちろん、よちよち歩きの子どもに手を貸すなという意味ではなく、子どもが自分でできることをやらないときに、むやみに手を貸さないということです。お手伝いをしてもらうのもいいでしょう。

たとえば、子どもが勉強をあまりしなくてもガミガミ叱りません。「この子はいつか、ちゃんと学ぶことの大切さを知り、自分で自分をコントロールできるようになる」と信じて見守るのです。お母さんが、そのような良い波動を出していれば、子どもにも必ず伝わります。しかし、親が指図ばかりしていると、子どもは何か言われないと行動しない子になってしまいます。それはまるで、行動するためのエネルギーを、親から借りているようなもの。しかし、親が子どもを信頼して見守ることで、子どもは自分で自分の力を引き出すようになります。借りられるものがないから、自分の中から発掘するようになるのです。それが、才能を引き出すということです。

子どもは親の背中を見て学んでいきますので、親は信頼して、目の前にあることをしっかりやっていくことが、子どもにとって何よりの教育になるかと思います。

差し伸べたい手を
じっとこらえる。
それも愛情。

瞑想的生き方⑧

大きな声で笑う

――やる気が出ないときの対処法

生活の中で、落ち込んでしまい、やるべきことがあるにもかかわらず、どうしても体が動かない、頭が働かないこともあるでしょう。そんなときは「やらなければならない！」と自分を追い込むのではなく、エネルギーを注入しましょう。やる気が出ないというのは、エネルギーが尽きたということ。エネルギーをチャージする、とても簡単な方法をお教えします。

①自分の名前を呼びながら、高くジャンプします。
②これを20回繰り返します。

いかがでしょうか？　思いのほか、すっきりするはずです。名前は、下の名前だけでもかまいません。

精神的に落ち込んでいる場合は、声を出して笑うことも効果的です。何も面白いことがなくても、腹筋を意識して大きな声で「あははは！」と笑いましょう。それだけで、あなたに重くのしかかっていた負のエネルギーが発散されて、気持ちが変わります。笑うと免疫細胞の働きも強くなるので、体も元気になります。

実は笑うことは、宇宙の源へ還るプロセスを体感することでもあります。宇宙の源から放たれたばかりの赤ちゃんは、喜怒哀楽がはっきりしています。お腹が空いたら泣くし、あやしてあげると笑います。楽しいときにはご機嫌になり、思い通りにならないと顔を真っ赤にして泣き叫びます。

しかし、大人になるにつれて、喜怒哀楽は徐々に乏しくなっていきます。もちろん、感情表現が豊かな人もいますが、子どものころのように腹を抱えて笑える人は少ないのではないでしょうか。大人たちの多くは怒りや悲しみの感情を押し殺して、愛想がいい「良い人」を演じています。実に、不自然な状態です。

だから、無理やりにでも大声で笑うことは、喜怒哀楽が豊かな赤ちゃん時代をたぐりよせることにつながります。世間の目や評判など外側の世界に目を向けるのではなく、自分の内側にあるルーツをたどっていくことで、宇宙の源からエネルギーをいただくことができるのです。

大声で笑うことで
エネルギーを注入する。

瞑想的生き方⑨

五感を浄める

トラブルを未然に防ぐ

感覚を浄化すると、毒素を受け取りにくくなります。毒素というのは、外側から刺激を受けることによって生じるさまざまな負のエネルギーのこと。「ばかやろう」「あの人、ちょっとおかしいよね」など、まわりから浴びせられる暴言の他、満員電車で足を踏まれたイライラや、無視をされたことで生じる悲しみなど、世の中には毒素が充満しています。それらを吸い込むことで、あなた自身のエネルギーも侵され、思わぬミスをしたり、事故にあったり、病気になったり、トラブルが起きやすくなります。

しかし、感覚を浄めることで、毒素に侵されるのを防ぐことができます。純粋になることで、悪いものに対するアンテナが働かなくなるイメージです。

感覚には、視覚、聴覚、嗅覚、味覚、触覚があります。

視覚…美しい自然を見ましょう。深い緑や美しい花、清らかな水、愛に満ちた光景に目をやりましょう。

聴覚…悪い言葉や汚い言葉にとらわれないようにしましょう。美しく生きる真理の言葉や、大切な人の声に耳を傾けます。耳の中を流れる音も意識します。

嗅覚…「心地いい」と感じる香りをかぎましょう。おいしい空気を吸いましょう。

味覚…濃い味つけを控え、自然なものをとりましょう。素材そのものの味わいを大切にします。内臓に安らぎを与えます。

触覚…入浴をして皮膚を浄化しましょう。

五感を浄化するのは良いことですが、こだわりや執着になるほど意識しすぎる必要はありません。感覚が逆に敏感になることもあります。そして感覚の浄化にこだわりすぎて、できないときに自分を責めることのないように、気を楽に持ちましょう。

純粋になると
毒素に侵されるのを
防ぐことができる。

瞑想的生き方⑩

許す練習をする

――人間関係を円滑にするコツ

誰かにウソをつかれたり、裏切られたりすると、怒りや憎しみの感情が芽生えます。しかし、瞑想的な生き方では、怒りをぶつけるのではなく、冷静に心を離れて、相手の立場を見て、理解します。そして相手の成長を願うのです。

さらに相手に感謝します。自分の成長の学びをいただいています。さらにすべて許します。まずそのためには自分自身を省みます。

たとえば、夫に浮気をされたとしましょう。相手に怒りをぶちまける前に、まずはこう考えてみてください。

「彼のことをちゃんと敬《うやま》えていただろうか」

「相手への思いやりを持って接することができていただろうか」

自分を見つめて、悪いところが見つかれば素直に反省します。

しかしこうした裏切りの行為は、実は心が離れたからではなく、夫があなたに期待してそれが裏切られたから起こることが多いようです。あなたに期待しているからこそ「ああしてほしい、こうしてほしい」がかなえられないとき、他のことに走ってしまうのではないでしょうか。ですから、お互いに人間的に成長して、自立して、尊敬しあい、相手を思いやることが大切です。

そして「許す」は、自分自身に対しても行います。真面目な人は、何か失敗したり怒られたりしたときに、充分反省したにもかかわらず、いつまでも自分を許しません。しかし、許していいのです。反省するのは美徳としてとらえられていますが、そこには実はエゴも見え隠れしています。なぜなら「自分は本当はできたはずだ」

という驕りが根底にあるからです。

反省が生じるのは「本当はできることをできなかったとき」です。だから、たとえばあなたが大事な契約をとれずに落ち込んでいるとしたら、根底には「自分は本当は契約をとれたはずだ」という思いが潜んでいます。

でもあなたは、契約をとれませんでした。それが今のあなたなのです。要は実力が足りていないということ。むやみに落ち込むのではなく「自分はまだ、そういうレベルなのだな。気づかせていただき、ありがとうございます」と感謝して、力をつけるためにがんばればいいのです。すべての問題は成長を与えてくれるのです。

相手や自分に
完璧を求めない。
そうすれば
許しが生まれる。

第六章
「今、ここにいる」プラクティス
～ヒマラヤ瞑想体験～

ヒマラヤ瞑想に興味を持ったあなたのために、その世界観を体感できるプラクティスを授けます。

このプラクティスを通して、あなたは「今、ここにいる」を学びます。

プラクティスを続けることで集中力が高まります。オフの時間に、仕事のことが頭をよぎる混沌とした心が整います。心のスイッチを自由自在に切り替え、目の前のことに100%向き合えるようになります。

また、自分自身やまわりの人たちに対する愛があふれます。一つひとつの行動が、義務やエゴではなく、宇宙的愛によって成されるようになります。純粋な愛は、いくら使っても減りません。愛で接するあなたのもとには、多くの愛が集まります。そしてあなたは、あらゆる悩みや苦しみから解放され、生きる喜びに満たされます。

さあ、それでは「今、ここにいる」プラクティスを始めましょう。

あぐらをかいて、目を閉じます。
楽な姿勢で、リラックス。
外の音に意識を向けましょう。
小鳥のさえずり。
風の音。
車のエンジン音。
耳に入る音を感じましょう。

次は、あなたの足の裏に意識を向けます。
これまでたくさん、歩いてきました。
足があるおかげで、あなたは行きたい場所へ行くことができます。
いろいろな体験をありがとう。
足に感謝します。

今度は、手のひらに意識を注ぎます。
いろいろなものをつかんできました。
大切なものに触れてきました。
ありがとうございます。
手のひらに感謝します。

さらに、あなたの鼻の先端に意識を向けます。
呼吸が細く流れていきます。
ゆっくり酸素が入ってきます。
その流れを見つめます。

思いが浮かんでもとらわれず
流していきます。

あなたの中の静けさを感じましょう。

筋肉の緊張がほぐれていきます。
目がじんわり、温まってきます。
肩の重みが、外れていきます。
全身がリラックスして、
今にいることができます。

あと3分。
あなたの中の静けさを感じます。

鼻の先端に意識を集めて。
心が平和です。
愛に満ちています。

深呼吸をして、宇宙の気をたっぷり吸って。
はい、吐きます。
全身がリラックスしています。

あなたは生かされています。
生命エネルギーを吸い込んで
ゆっくり吐いて。
全身がくつろぎ
やわらかな気持ちになります。
頭がすっきりして
目がぱっちり開きます。
全身に満ちたエネルギーを感じましょう。

このプラクティスを朝晩、それぞれ5分間、まずは1か月続けてみてください。

もしも1か月後、変化した自分に気づいたならば、次なるステージを目指してください。

ヨグマタは、常にあなたとともにあります。

おわりに

今回の本は、多くの人に届けたいと、一生懸命にやさしい言葉で書いたつもりなのですが、ヒマラヤ秘教の真理は、不立文字《ふりゅうもんじ》といい、言葉で伝える限界があり体験が大切なのです。それでも皆さんに、できるだけ一般の生活の中で気づきを得て、マインドが純粋さで満たされ、素晴らしい生き方に向かい、さらに真の瞑想への興味を持っていただきたい、その願いを込めて書きました。

最初はわからないところも、何度も繰り返し読んでいくうちに、わかってきて、きっとあなたの魂のビタミン剤になることでしょう。

ヒマラヤ秘教との出会いで、マインドを真理の言葉の波動で満たしてください。エゴで満たすのではなく、無限の愛と、無限の知恵と、無限の生命力で満たすのです。

そして、「今、ここにいる」。

それが私があなたにお伝えしたい「マインドフルネス」です。


あなたの幸せを願って、愛を込めて書きました。その愛を受け取っていただき、末永く愛読してください。

あなたの中にある本当の自分を引き出すために、どうぞご活用ください。限りある命から、永遠の命である「本当の自分」へのシフト。それは、あなたの人生の輝きとなり、希望となり、頭を冴えさせ、楽に生きていけるようにするものです。

あなたを信じ、あなたを磨いていってください。

エゴを外して、愛になっていきましょう。

今回幻冬舎社長の見城徹様の温かいお心で、この本が出版の運びとなりました。そして、菊地朱雅子様、森本裕美様のおかげで、このように素晴らしい本となりました。感謝申し上げます。

多くの人が、神秘の扉を開き、本当のあなたに出会い、喜びと愛とともに可能性を開き、幸せになることができますように。

この本をきっかけに、素晴らしい人生の旅に踏み出されますよう、お祈り申し上げます。

ヨグマタ　相川圭子

ブックデザイン　山本知香子
構成　森本裕美

ヨグマタ　相川圭子

女性で史上初、究極のサマディ（悟り）に達したシッダーマスター（サマディヨギ／ヒマラヤ大聖者の意）。現在、会うことのできる世界でたった2人のシッダーマスターのひとり。仏教やキリスト教の源流である5000年の伝統を持つヒマラヤ秘教の正統な継承者。主な著書に『あなたは答えを知っている』『ヒマラヤ聖者の太陽になる言葉』（ともに河出書房新社）、『思った以上の人生は、すぐそこで待っている』（大和書房）、『宇宙に結ぶ「愛」と「叡智」』（講談社）、『ヒマラヤ大聖者の人生を変える瞑想』（宝島社）、『ヒマラヤ大聖者　愛の般若心経』（さくら舎）など。他にNHK・CDセレクション『ラジオ深夜便　ヨガと瞑想の極致を求めて』などがある。

〈問い合わせ先〉
ヨグマタ相川圭子主宰　サイエンス・オブ・エンライトメント
TEL　03-5773-9870（平日10時～20時）
FAX　03-3710-2016（24時間受付）
ヨグマタ相川圭子公式ホームページ　http://www.science.ne.jp/

ヒマラヤ大聖者のマインドフルネス

2017年3月10日　第1刷発行
2023年4月15日　第9刷発行
著　者　相川圭子
発行者　見城 徹

発行所　株式会社 幻冬舎
〒151-0051 東京都渋谷区千駄ヶ谷4-9-7
電話　03(5411)6211(編集)
03(5411)6222(営業)
公式HP：https://www.gentosha.co.jp/
印刷・製本所：中央精版印刷株式会社

検印廃止

Printed in Japan
ISBN978-4-344-03081-7　C0095

この本に関するご意見・ご感想は、
下記アンケートフォームからお寄せください。
https://www.gentosha.co.jp/e/